作業療法が生きる
地域リハビリテーションのすすめ
―いのち輝く生活の支援を目指して

東京都指定小規模通所介護　デイステーション涼風　施設長
作業療法士
石井晴美

Community CBR Based Rehabilitation

推薦の辞

私が石井晴美さんを知ったのは、石井さんがまだ清瀬のリハビリテーション学院の作業療法学生だった頃である。こちらはまだ新米の非常勤講師で、出かけた先の教室に石井さんの姿があった。私の勤務先の病院に臨床実習生として石井さんがやってきて、私がスーパーバイザーを務めたこともあった。しかし関係はそこ止まりである。数年後ふたたび養育院という職場で顔を合わせることになり、かたや1階（病院リハ部門）、かたや4階（研究所）ではたらく間柄となったが、この時もお互い何をしているかを見知っている程度であった。

そして時は流れ、今を去る数年前、とある研修会で私が講師を務めた際、その私を石井さんがわざわざ訪ねてくれるというできごとがあった。その日夜が更けるまで、沢山のことを話したことが忘れられない。石井さんは養育院を去ったあと、短い中断を経て、ずっと「地域」で仕事をしてきたのだった。最近は頼まれて若い作業療法士たちに話をすることもあると言った。

「だけどみんな、〝作業〟をしていないの！」

と石井さんは言った。それを残念で残念でたまらないというふうに言った。いわゆる地域リハの領域で仕事をしている作業療法士たちは、少なくとも石井さんが出会った限りでは、クライエントのための仕事を関節可動域訓練や歩行訓練程度に終わらせてしまっていて、「それで何とも思っていないの！」というのである。

どうしてそんなことになってしまったのか。２人でしばらく話し合った。作業療法士が作業を使うと言うごく当たり前のことが実行されないでいるということが、石井さんには不思議でならないのだった。「よいお手本を見たことがないからじゃないの？」と私は言った。

最近になって、こんどは私が、石井さんの考えと流儀を正面から伺う機会があった（『作業療法を創る―この50年のナデシコ・サムライたちの挑戦』、青海社、２０１５、第10章参照）。それは私にとって、とても豊かな経験であった。実際は苦労の連続であったろうに、石井さんの話は行進ラッパを聞くように心地よかった。つまりはそのように、ぐいぐいと実践を重ねてきたのであろうと想像できた。その〝行進〟は、作業がひとを生かすのだという確信に裏づけされていた。自分の立ち位置を医療保健行政の流れの中にしっかり置いているという気迫があった。石井さんが考えてきたこと、してきたことは、沢山の人に知ってもらう価値のあるものだった。

この鼎談を終えたとき私は、本を書きたいという石井さんの願いをしっかりサポートしようと心に決めた。実はその少し前に、初著作という自らの企てに不安をもつ石井さんから、応援を頼まれていたのである。

届けられた草稿の読者第一号として、私は石井さんにあれこれの注文を出した。石井さんはすばやくそれに応えてくれた。

そしていまここに、一冊の本ができあがった。

ここには石井さんの作業療法哲学がどのようにして築かれてきたかが書かれている。さまざまなクライエント（石井さんによれば利用者さん）から何を学んできたかが書かれている。訪問リハや機能訓練事業、デイサービス（通所介護）での作業療法をどのように展開してきたかが書かれている。そしてそれらを実践するためのノウハウが惜しげもなく述べられている。これから「地域」で仕事をしようと考えている作業療法士には心強い味方となること間違いない。

読みながら私は、18世紀末から19世紀初頭へかけてのピネルの道徳療法や、20世紀初頭のアーツアンドクラフツ運動の中から生まれた創始期の作業療法のことを思い出した。誰もがふつうの生活の中で行う作業こそが、ひとの心と身体をととのえ、鍛え、よろこばせるのだという認識。これこそが、これら作業療法の源流の基盤であったことを思った。

この素朴な作業療法哲学を学生時代に吸収した石井さんは、迷わずこの道を進み、地域リハにおける作業療法モデルのひとつを作り上げた。社会や歴史を見る目を失わず、保健医療行政との連携をわすれなかった。見事である。

私は本書を、作業療法士のみならず、沢山の地域保健関係者に読んでいただきたいと思う。保健行政に携わる方々にも読んでいただきたいと思う。切なる願いである。

2015年11月9日

鎌倉　矩子

はじめに

　私はもう40年余り、作業療法士という名のもとに「地域(注1)」で仕事をさせてもらってきた。最初の11年間は老人病院に勤務したが、その後数年のブランクをはさんだ後は、地域の高齢者対象の施設や機関で仕事をしてきた。そして２０１０年、ここでこそ丸ごと作業療法ができると考え、通所介護施設(注2)「デイステーション涼風」（以下、「涼風」）を開設した。

　この間、清瀬のリハビリテーション学院(注3)で習ったと思う作業療法を種に、それをふくらませつつ仕事をしてきたつもりである。いずれの場合も、対象者の暮らしの不便さや不自由さに注目しつつ、少しでもそれらを解消しようと、またその人の活動性を増し、その人やその人を取り巻く家族が当たり前に楽しく暮らせるようにと、私なりに作業活動（療法）を駆使してきた。

　ところが今から15年ほど前、ある老人保健施設(注4)から、作業療法士の代替要員を数か月頼まれるということがあった。引き継ぎをしてみると、どうやらその作業療法士はそれまで理学療法士とほぼ同じか、あるいはその助手のようなことをしていたらしく、開設時に作業療法のために用意されていた様々な道具や材料は棚にしまわれたままであることがわかった。「え?!　作業療法士が作業（療法）をやっていない？　何故?」と大変な衝撃を受けた。

　それ以降、作業療法士に会うたびに「作業活動やっている?」と聞くのが常となり、さらには若い作業療法士達に会うたびに、「作業活動やってね」と言うようになった。しかし帰ってくる答えはたいてい、「作業をやりたいんですけど、なかなか余裕がなくて」はまだしもで、なかには「え?」という怪訝な顔をされることさえもあった。

私は25年前に訪問リハビリテーション（以下、訪問リハ）（注5）の仕事を始めたのだが、その時にはいつも、基本的な作業活動のための道具を大きなバッグに入れて持ち歩いていた。筆記用具、色鉛筆、画用紙、塗り絵、彫刻刀、お針道具一式、編み物道具一式、ペグ棒、ゴム風船、綾取り、お手玉、ボール、トランプ等々。必要なら革細工や木工の道具材料も用意した。電子ピアノや小型のハープ、茶道の道具を持って行くこともあった。もちろん特別な材料道具がなくても作業療法はできると思っているが、やはり、沢山の道具や材料があれば、利用者個々人に合わせて幅広いサービスを提供できることは間違いない。手品師のように様々な道具や材料を出しては利用者に驚かれていたが、作業療法士としては当たり前のことだと思っていた。また、利用者もその作業の意味するところを理解できれば、当たり前に応じてくれるのが常であった。

最近は、訪問リハが一般的になってきたので、「涼風」の利用者の中にも、自宅で訪問リハの理学療法士や作業療法士の関わりを受ける人たちが増えている。当然、私なりに訪問リハに期待する仕事内容はあるわけだが、残念ながら見事に裏切られている。「いったい彼らはどこに目標を置いて仕事をしているのだろう」という疑問が湧く。そればかりか、「リハビリテーション＝機能訓練と誤解しているのではないか」とさえ思うようになった。理学療法士ならまだしも、作業療法士までもが、理学療法士のような歩行訓練や上肢のストレッチなどを繰り返しているように見えるからである。もちろん私も必要があればそうした訓練をしたことはあるが、それはあくまで家の中や近隣を自由に動くためであったし、調理や洗濯干しを行うことにつなげていくためであった。サービスを開始する前に行われるサービス担当者会議(注6)でも、「訪問リハは家でなければできないことをやってください。日常的な機能訓練は通所でできますから」と提案し続けたのだが、訪問作業療法の担当者が実際に行ったことは、手のストレッチだった。

どうしてそうなってしまうのか。原因の一つは、私の心にいつも引っ掛かるある言葉の中にあるのではないかと思っている。それは、「リハビリをする」「リハビリに行く」と言う言葉である。一般の人々が使うのは致し方のない面もあるだろう。しかし、リハビリテーション関連職種がそれを使うことに、私はとても違和感を覚えるのである。少なくとも私自身は使えない。なぜならば、リハビリテーションとは「目指す」ものであって、「する」ものでも「行く」ものでもないからである。ましてや機能訓練のみを指すものではない。そして、作業療法は何かと言えば、対象者のリハビリテーションを「目指す」ために、「対象者を元気にする作業を対象者と共に探し続けること」だと思うのである。

私自身は、うまくいかないことも多かったにせよ、この40年の間に、対象者が何らかの作業で確かに元気になり、日常生活を取り戻していく場面に多く立ち会ってきた。本書の目的はその実践をご紹介するとともに、それを通して作業活動が人の暮らしを一歩前に進める力を持っていること、またその作業活動を対象者に合わせて工夫し、提供するのが作業療法士の役割であることをお伝えすることにある。後半に「涼風」の運営実態をやや詳しく述べたのは、今後通所介護や通所リハにかかわろうとしている方々の、運営のヒントになればと願ってのことである。

（注1）ここでは〝地域リハビリテーション〟を念頭に地域という言葉を使っている。本来、地域リハビリテーションという場合、病院等における治療や機能訓練、その他を含むリハビリテーション総体の中に含まれる。しかし、現在は病院で行われるものに対して、生活の場である地域社会の中において、生活に対する直接的なリハビリテーション活動を意味している。（1986年東京都衛生局「機能訓練マニュアル」より引用）

（注2）介護保険法上の通所施設。介護の必要な高齢者が日中通って介護や機能訓練を受ける施設。老人福祉法の老人デイサービスが介護保険法施行により通所介護となった。デイサービスとも言う。

（注3）正式名称を〝国立療養所東京病院付属リハビリテーション学院〟という。1963年に開設された日本初の理学療法士と作業療法士の養成校で、東京都清瀬市にある結核療養所の敷地の一角に建てられた。

（注4）介護を必要とする高齢者（要介護1～5）の自立を支援し、家庭への復帰を目指すために、医師による医学的管理の下、看護・介護といったケアはもとより、作業療法士や理学療法士等によるリハビリテーション、また、栄養管理・食事・入浴などの日常サービスまでを併せて提供する施設。介護老人福祉施設（特別養護老人ホーム）と同じ入所施設だが、あくまでも終の棲家ではなく、在宅復帰を目指すものとして開始された。しかし、近年看取り介護の指定を受けている施設もある。特別養護老人ホームとの区別の違いは医師や看護師、作業療法士等の配置が義務付けられていることである。

（注5）訪問看護ステーションに属する理学療法士や作業療法士が利用者の自宅を訪問して行うものと、訪問リハビリ事業所の指定を受けた病院や診療所または介護老人保健施設の理学療法士や作業療法士が訪問するものとある。人員基準や医師の指示書の期間、実施単位、看護師との兼ね合いなどの違いはあるが、役割の違いは不明確である。訪問リハの内容そのものにも違いは求められていない。

（注6）ケアマネジャーがケアプラン原案を作成し、サービス調整を行った後、サービス事業（通所介護や訪問介護、訪問リハ、福祉用具、医師など）担当者を集めてケアプランの内容を検討する会議。利用者の状態像の変化などにより、ケアプランを変更する際にも開く。

《目　次》

第1章

「老人病院」で出会った人々

作業療法士としての出発

1972年3月、私は東京都清瀬市にあった国立療養所東京病院付属リハビリテーション学院の作業療法課程を卒業した。この学院は今はもうないが、厚生省により1963年に設立された日本初の理学療法士と作業療法士を養成するための専門学校である。私はその6回生として入学した。

入学する前、私はある短期大学の政治経済学科で学んでおり（受験勉強が苦痛な私は沢山の大学に落ち、この大学だけに受かった）、会計士や税理士になるための大学に編入学するつもりでいた。特に人生の目的はこれと言ってなかったが、何かの仕事に就いて、経済的に自立するのを当たり前のことと思っていたからである。ところがいざ、編入学希望を出す時期になってみると、果たしてそれは私にとって面白い仕事なのかという疑問が湧いてきた。もともと特殊教育（現在は特別支援教育（注1）という）の教師を養成する大学を受けて落ちていたこともあり、再度、福祉関係の仕事を探す気になって、社会事業大学の受付を尋ねた。ことさら障害児教育を目指したいと思っていたわけではないが、少しは誰かの役に立つことができれば良いかなという程度には思っていた。

そこで出されたのが、清瀬のリハビリテーション学院のパンフレットだった。瞬間的にこれは面白そうだと感じた。かつて大好きだったアメリカのテレビドラマ「医師ベン・ケーシー」（注2）の中の一場面を思い出した。毎回、感動していたが、なかに理学療法士が平行棒で患者の歩行訓練をしている場面があった。ところがパンフレットには理学療法士の他に作業療法士の説明もあって、こちらの方が面白そうだと感じた。もともと様々な手芸や木工など、手作業が好きだったからである。「これにしよう」と決め、受験申込書を取り寄せた。

この時ばかりは背水の陣で臨んだ。あれほど嫌いだった受験勉強も、3か月間居眠りをすることもなく必死で勉強した。当時は9科目位のテストがあり、面接も行われた。ずらりと並んだ日本人と思われる先生方の一人にネイティブな英語で質問をされ、どぎまぎしているうちに面接は終わってしまった。これは落ちたかなと思った。しかし、何とか合格した。後でわかったことだが、彼はハワイの日系二世でWHOから派遣された外国人講師だった。外国人の顔をしていれば、それなりに覚悟して聞けたものをと恨みがましく感じたことを思い出す。当時は、専門科目の運動学や作業療法学は英語での講義であった。今考えても、どうして英語の講義が理解できたのだろうと不思議である。いや、あまり理解していなかったのかもしれない。

当時のリハビリテーション学院は、日本のリハビリテーションを引っ張っていこうという雰囲気に満ちていた。「リハビリテーションとは何か?」「健康とは何か?」「正常とは何か?」「障害とは何か?」「普通とは何か?」など、人が生きる根本についての議論を、学生同士でよくしていたものである。私がここで学んだことは、基礎医学や作業療法学はもちろんだが、対象者が障害を持ってなお自立し、より活動的に生きることを手伝うことが私たちの仕事であるということであった。そして、生きるということが作業の連続であるかぎり、何をしても作業療法なのだという不遜な考えを心の内に持った。

卒業と同時に私は、東京都養育院附属病院（現、東京都健康長寿医療センター）に就職した。開設と同時であった。この病院は、養育院（注3）という老人ホームに付設されていた病院を、都が100周年を機に建て替えたもので、720床を擁するわが国初の「老人総合病院」であった。時代は社会の高齢化が意識されはじめた1970年代。〝革新〟を掲げた美濃部亮吉が知事の座にあり、新病院は、〝美濃部都政〟の目玉のひとつでもあった。敷地内には隣接して老人総合研究所（現在は東京都健康長寿医療センターに併合）があり、少し離れて特別養護老人ホームと養護老人ホームが設置されていた。

新病院は、リハビリテーション医療に重点が置かれた設計となっており、患者が使いやすいように、管理部門のスペースを除く、1階のほとんどがリハビリテーション医療関連のスペースになっていた。はっきり人数は覚えていないが、医師が数名、外来専属のナース2名、理学療法士が10数名、作業療法士が8名程度、言語聴覚士が数名、臨床心理士が1名、義肢装具士が1名、ソーシャルワーカーが3名であったと思う。それぞれのスペースは大変広く、ガラス越しにはベランダの向うに芝生の庭が広がり、訓練室からすぐ庭に出られた。立派な台所を備えた、広いデイホスピタル（後出）のスペースもあった。作業療法関連スペースとしては7～8人の利用者が同時に調理できるほどの十分な広さの台所や畳の部屋もあり、木工や陶芸のスペースも広く取られ、電動糸鋸や電動のこぎり、電動穴あけ、立位作業テーブルなど、モデルルームのように整っていた。当時、卒業したての「何をしても作業療法」と不遜にも思っていた私は、至れり尽くせりの施設に身を置いて、何でもやれるぞとワクワクしていたのを思い出す。11年在籍していた間に、私はほぼすべてのスペースと道具や材料を使わせてもらったと思う。

新しい病院で、しかも日本の高齢者施策を担うという気概溢れた雰囲気の中、アメリカ帰りのリハビリテーション専門医荻島秀男医師（注4）の下、スタッフ全員が患者のリハビリテーションを支援していこうという希望に満ちていた。こうした恵まれた場で、私は作業療法士として出発することができたのである。

（注1）障害のある幼児児童生徒の自立や社会参加に向けた主体的な取組を支援する教育で、そのための文部科学省下の学校として、幼稚部、小学部、中学部か、高等部がある。
（注2）1961年から1966年まで放送されたアメリカのテレビドラマ。総合病院の脳神経外科に勤務する青年医師ベン・ケーシーを主人公に、病院内での医者と患者との交流を通じて医師としての成長を描き、当時高い評価を得たメディカルドラマである。
（注3）1872年、首都東京の困窮者、病者、孤児、老人、障害者の保護施設として開設された。創立は当時の東京府知事大久保忠寛が幕府の目付だった時に立案したもので、松平定信が定めた江戸の貧民救済資金「七分積金」（営繕会議所共有金）が使われた。その資金の管理を担当していた渋沢栄一が1874年から運営にかかわり、1890年から50年間にわたって院長として養育院を存続させた。
（注4）米国でリハビリテーション医の資格をとり、就業中であったのを、養育院病院開設にあたってアメリカから招聘された。

患者さんに教えられながら

当時、対象とした患者さんは入院患者さんがほとんどであったが、退院後、通院してくる患者さんや、初めから通院してくる外来患者さんもいた。新米の私には診療報酬の仕組みについての知識も関心も乏しかったが、当時は作業療法の診療報酬と言えば、「複雑」と「単純」という区分があっただけだと思う。患者さんと1対1で行う作業療法を「複雑」、数名一緒に行うのを「単純」としていた。ほとんどの仕事が1対1の「複雑」という区分で行われたが、後に私が担当することになった認知症対応病室の患者さんについては5~6名一緒に行ったので「単純」という区分だった。病院開設後数年たって、デイホスピタルにも診療報酬がつけられたと思う。

新米の私は、患者さんから学ばせてもらうことが多かった。

たとえば**Aさん**。この方は脳血管障害後右片麻痺の男性で、工場を経営されていたやや若い方であった。大工さんに作ってもらった寿司屋台を自宅に持っていて、折に触れて寿司屋を開店し、従業員や家族にふるまうなどの趣味人だった。絵も描いていた。

ある日、利き手交換訓練と称して左手で絵を描いてもらったが、あまりにも上手だったので、「よく左手でこんなに素敵な絵が描けますね」と言ったところ、「絵は手ではなく頭で描くものですよ」と返されてしまった。「なるほど~、恐れ入りました」と、セラピストと患者が逆転したようなショックを受けたのを思い出す。開始当初は「もう寿司は握れないな~」と言っていたAさんだったが、退院準備として自宅外泊を行った時には、ついに左手でご飯を握り、具をのせてなじませるという方法で握りずしを作り、家族にふるまったとのことであった。

Bさんはその道では有名な書家であった。しばらく入院されていたが、退院後も外来通院をされていた。やはり右片麻痺で、右手で物を押さえたり、腕ではさんだりすることはできたが、書は書けなかった。やや右足を引くような歩き方だったが、補装具や杖がなくても歩くことができた。

作業療法開始時には、右手の関節を動かす訓練や筋肉のストレッチ、机の上や斜面台で右手を動かす訓練を行った。上着の脱ぎ着の練習では、左袖から脱いで右袖から着ると脱ぎ着がしやすいことをアドバイスした。左手での箸の練習や、字を書くことも練習した。そうした練習をしながら、趣味のゴルフに話を持って行った。プロのゴルファーにも片手でやっている人がいることを話し、利き手交換や歩行の安定性を目指した訓練としてゴルフをお勧めした。

「もうゴルフはできないよ」と言っていたBさんだが、パターの練習から始めてくれた。作業療法室の前庭の芝生にも出かけ、パターだけでなく、9番アイアンを自宅から持ってきていただいて少し飛ばす練習もした。芝生の上をパターを杖に歩くので、十分歩行訓練にもなった。いつの間にか街の練習場に通うようになり、遂に友人とコースを回ったと報告を受けた。また、書については、前述の「絵は頭で描くもの」という話を紹介し、左手での練習を勧めた。それまでは「もう書はできないな」と言っていたが、同じ障害の患者さんの言葉には頷くものがあったのだろう。書には様々な書体があるが、左手で書くには隷書が向いていると話され、自宅でも練習されるようになった。その後、数年後のことだったと思うが、書展に隷書で入選したと報告があり、その写真を得意げに見せてくれた。畳1枚の大きさに書かれた沢山の字は素晴らしく整っており、素人目にも見事な出来映えであった。

そして茶道教授をされていた72歳の女性**Cさん**。右片麻痺の入院患者さんであったが、見事に現職復帰されたので忘れられない患者さんの一人である。脳出血手術の後遺症で、右手足の軽い麻痺と物が二重に見える複視があった。一人暮らしで、「こんな体ではもう教えられない。家事もできないし、一人では暮らせません」と暗い顔をしていた。麻痺は軽度で、右手はゆっくりだが指折り数えることができた。歩行は杖歩行でやや右足を引きずる程度、正座はできないという状態であった。まだ箸は使っておらず、スプーンとフォークでの食事だった。その時点で、手本は示せなくてもお茶を教えることは可能と思われたが、本人はそれまでの生活はできないと思いこまれているようだった。

毎日、午前と午後、理学療法と作業療法が各1時間ずつ提供された。とりあえずCさんの希望である手の動きを良くするための基本的な機能訓練を行った。セラピストによる上肢の関節可動域訓練と筋肉のストレッチと共に、患者本人の左手を使って自分でやる関節可動域訓練やストレッチを覚えてもらった。右手動作の訓練としては、お手玉をつかんで机上から頭上の高さまで運んだり、ソリティアゲーム(注5)の直径1㎝、長さ5㎝の丸い木の棒をつかんで箱に移したり、裏返ししたりという訓練を行った。右手で箸を使いスポンジ片や大豆をつまむ訓練も行った。作業としては、左手でネットを保持し右手でジャンボ針を扱うネット手芸を行うように勧めた。最初はすぐ完成する小さなしおりを提案し、麻痺手を使ってでも作品を完成できる楽しさを味わってもらった。調理も行ったが、多少手の動きに不自由さはあるものの、右手で包丁を使い、野菜炒めを作ることができた。「やればできるんだ」という自信を持ってもらえたと思う。

徐々に茶道の点前もお勧めしたが、「できません。」とおっしゃった。しかし「手の訓練にとても良いですよ。」と申し上げると受け入れてくださり、袱紗（ふくさ）さばきから開始した。私自身、茶道歴は長かったので、茶道に関する話が色々はずんだことも「やってみよう」と思ってくれた要因になったかもしれない。最初は椅子に座っての袱紗さばきや道具の扱い、次に正座の練習を兼ねて、最初はお尻の下に座布団を折りたたんだものを入れて座り、畳の部屋での点前（割り稽古(注6)）を行った。歩行安定に伴って一連のお点前へと段階を踏んでいった。3か月位の入院だったと思うが、退院時にはお宅に伺って家周辺や玄関入り口の状況を確認し、危険がないか、一人で出入りができるかを確認した。室内では台所の使い勝手やトイレ、風呂、寝室の状態を見せていただき、具体的にはよく覚えていないが、多少のアドバイスをしたと思う。当時、退院時の訪問についての診療報酬は認められていなかったが、リハビリテーション部部長である医師の指示で、必要な方には自宅を訪問し、工夫やアドバイスをすることが行われていた。その時点ではお子さんが同居されることになり、茶道教室は閉鎖したままであった。

一年後、Cさんからお茶会の招待状が届いた。喜んでうかがうと、そこには和服を着こなし（帯は「お弟子さんに手伝ってもらった」）、お弟子さんの後見を務めておられる茶人のCさんの姿があった。「ぜひ、教室を再開してほしいと言われて始めたの。家事も何とか一人でできるようになったから、今はまた一人暮らしなのよ」と自信にあふれたCさんだった。

ここにご紹介した3例は、作業療法がとてもよく貢献できたと思われる患者さん達である。このような患者さんを担当することで、私は作業療法士としてやるべき大事なことの数々を学ぶことができた。Aさんは、作業にとっての脳機能の重要さに気づかせてくれ、彼の暮らしを楽しむ姿勢こそが、社会復帰そのものであることを教えてくれた。Bさんは訓練が進むのと同時進行で自宅での活動を広げてくれた。実行できるとわかりさえすれば、自ら機会を作り、以前の暮らしに近い生活を当たり前のように始めるのが高齢者の底力であることを示してくれた。Cさんも多少の手足の障害は残るものの、それまで培ってきた周囲との良いつながりによって、作業療法で練習した茶道の点前という作業を活かし、見事に現職復帰された。こうして、私の「何をやっても作業療法」という不遜な思いは増々強くなっていった。

（注5）一人で行うボードゲーム。ここでは盤上に配置された丸棒を飛び越しながら取り除いていく遊びを指す。手の把持訓練によく使った。
（注6）茶道具や袱紗の扱いを、工程を区切って練習すること。

認知症対応病室のグループワークのこと

病院が開設して5～6年過ぎた頃と思うが、精神科に痴呆症対応病室ができた（当時は認知症を痴呆症と呼んでいた）。その病室全体の作業療法を医師から依頼され、私が担当させてもらった。その患者さん達は、手足の問題はあまりなく、記憶力や見当識の低下が主症状の、今思えば、比較的軽度の認知症患者さん達で、女性ばかりであった。ご家族がその対応に困って入院された患者さん達であったが、病室にいるだけでは更に症状が進むと医師は考え、作業療法を処方されたのだろう。特に内容の指示はなかったように思う。

病棟まで出かけていき、看護師さんに付き添ってもらい、一緒に広い病院の廊下を歩いて作業療法スペースまで来ていただいた。病棟内でやっても良いと言われたが、大きな病院の中を歩いて別の場所まで移動するのも気分転換になり、訓練の一つになると考えた。作業療法スペースは広い台所を使った。通常の作業療法室とは壁を隔てており、畳の部屋に隣接した中庭が見える静かな場所であった。

認知症患者さんについては若年性アルツハイマーの女性を1例担当したことはあったが、グループを担当することは初めてであった。すべてが試行錯誤であった。まずは椅子座位で車座になり、体を軽く動かす体操やボール投げ、風船バレーなどを全員で行った。表情がなかった患者さん達に笑顔がみられるようになってきた。動作も機敏になってきた。

更に、何か簡単な作業ができないかと考えた。当時の高齢者はすべての人が運針を当たり前のようにできた。そこで雑巾縫いから始めてみた。皆さん何の問題もなく見事に運針をされ、作品として病棟に持ち帰ってもらった。書初めなどにも落ち着いて参加された。折り紙や塗り絵なども行ったと思う。それまでただお世話をしなければならず、困って入院させたご家族に、そうした作品を見ていただくために、お雛祭りにご招待した。そこでちらしずしを作って患者さんと一緒に食べてもらった。もちろん認知症の患者さんたちがちらし寿司を作ってご家族にふるまったのである。当たり前と言えば当たり前なのだが、お米を研いでご飯を炊く、薄焼き卵を作って錦糸卵にする、混ぜ物の野菜の皮をむいて千切りにして煮つけるなども皆さん手際よく行った。それぞれに分担をし、やるべきことをお伝えすれば、包丁さばきなどは見事で、長年主婦として培われた技は、そうそう消えるものではないことを証明してくれた。ご家族は驚くとともに、「うちのおばあちゃん、まだこんなことができるんだ。何もできなくなったと思っていたわ」と、患者さんへの見方が変わったようであった。今も認知症に対する一般社会の認識はそれほど進んでいるとは言えないが、当時は、よそさまに言えない恥ずかしいことという風潮が一般的だったと思う。そうしたなか、当たり前の作業活動を提供することで、患者さんが動きだし、その様子を家族が見ることで、言葉の説明では伝えきれない患者さんの状態を明らかにすることができた。作業活動が患者さんと家族を元気にしてくれたことは言うまでもない。

デイホスピタル

院内に新しい試みとして用意された「デイホスピタル」は、現在の通所リハビリテーションのようなもので、通院しながら各種訓練や治療を受ける場であった。各種訓練や治療はそれぞれの訓練室で行われたので、デイホスピタルはその間の待合場所として使われ、昼食は各自お弁当を持参していた。職員は看護師1名と作業療法士1名、理学療法士1名（0・5名だったかもしれない）であったと思う。患者さんは朝来所し、看護師による健康チェックを受け、時間になると理学療法室や言語療法室等へ出かけて行った。個別訓練に行かない時間は、作業療法士がレクリエーション活動や手芸などの作業を提供していた。私が担当する前に別の作業療法士が担当していたが、その人が退職することになったので、私が進んで担当させてもらった。退職する前の数年間だったと思う。

まず気になっていたこと、つまりデイホスピタル用に設計された場所を全開にすることから始めた。というのは、患者数が少ないために、それに見合った程度にしかスペースを使っておらず、訓練に他の場所に行く以外は、来所から退所まで一つのテーブルだけを使って過ごすのが常態だったからである。せっかく昼食をはさんで一日を過ごすのに、生活の場としてスペースが使われていない、と私は感じていた。

そこで物置になっていたロッカールームを通院患者さん用のコートや外履き入れとし、そこで着替え、内履きに履き替える場とした。元々設計者はそう考えたはずである。片隅に置かれ、職員の昼休みなどに使われていた卓球台を常設にし、やりたい人がいつでもできるようにした。広い部屋の一角にソファーセットをまとめ、くつろぎスペースとし、グランドピアノをわきに置き、いつでも弾ける状態にしておいた。また、作業テーブルと食事テーブルを別にし、デイホスピタル全体をくまなく使って一日を過ごしていただくようにした。一日のリズムを作り、目につくように作業材料を置いて、希望を引き出しやすいようにした。こうした場の設定への配慮も作業療法士の重要な仕事であると、その当時から私は思っていた。ある日、養育院の設計者の一人である林玉子さんが見回りに来て、「そうなの!! そうなのよ。こんな風に使ってほしかったの」と言ってくださった。その時には、想いが通じたと、とても嬉しかったことを思い出す。

その場を使ってどんな活動を展開したかは詳しく覚えていないが、それぞれに必要な運動訓練や作業活動を行っていたと思う。待っている時間という考え方は、私の中にはなかった。それも大事な人生の時間であり、有効に使いたいと思っていた。覚えているのは入院患者さんも含めて、デイホスピタル前の広いベランダで、秋の運動会を盛大に開催したことである。紅白の鉢巻は、患者さんのミシン縫い訓練として行った。パン食い競争や、ピンポン玉運び、ボール送り、玉入れなど、職員も含め青空の下わいわい楽しんだ。ダンスパーティーも開催した。もちろん日中やったのだが、暗幕を巡らし（カーテンがそうなっていた）、蛍光灯に様々な色のセロファンを貼り、職員も患者さんや家族もスーツにネクタイ、女性は盛大にドレスアップしてきてくださいというおふれをだして行った。皆さん、結婚式で一度着たきりのドレスを箪笥の奥から引っ張り出し、アクセサリーを着け、男性は久しぶりのネクタイをはにかみながらして来てくれた。進行役のデイホスピタル職員は全員お揃いの黒のロングスカートをはいた。そのロングスカートはやはり片麻痺の女性で縫製のプロであった人の作品であり、訓練の仕上げとして布を差し上げ、縫っていただいたものである。素晴らしいプロの出来栄えで、その後も、数十年保存していた。パーティーをやる前には、1か月程度ダンスの練習をした。左右横移動のブルースステップとボックスステップの2種類で、杖歩行の人も職員と組めば杖なしで動くことができたし、車いすの人も両手をつないでそれなりに音楽に合わせて体をゆすることができた。音楽はピアニストでもある荻島医師の生演奏で、どんなリクエストでもその場で弾いてくれるという大変贅沢なダンスパーティーであった。

このデイホスピタルでの経験は、「いつか自前の通所介護をやりたい」という漠然とした夢になり、様々な地域での仕事を経て、「涼風」に結実したと思っている。個別の作業だけではなく、患者さんの一日や季節の流れのマネジメントにかかわり、様々な作業活動を提供できたデイホスピタルの仕事は、その後の私の原点だという気がする。

1983年に私は養育院附属病院を退職することになったが、ここでの11年間は、こうして楽しく有意義に過ぎた。「作業活動は人の生きる力になる」という私の信条はこの時代に培われたと言ってよい。およそ病院にはなじまないと思われそうなことを提案しても、危険だからとか、食品衛生上云々とかの反対意見は出ず、「それいいね〜」という調子で実行を許された。今思えば実に有難いことであった。

第2章

さっとおさらい：高齢者処遇の昔と今

私がいずれ養育院を退職し、アメリカに転居することになる、という家庭の事情が判明したのは1982年頃のことである。そこで私は、これを機に、アメリカの大学院に進学しようと考えた。当時の日本にはまだ、作業療法士のための大学院はなかった。

だがそのためには、学士の学位をとっておく必要があった。リハビリテーション学院卒では学士ではないからである。そこで短期大学卒の学歴を利用して、ある通信制大学法学部の3年次に編入学した（ここで法制度に馴染んだことは、後々、仕事のうえで大いに役立った）。卒論のテーマには、かねて関心があった「日本の老人福祉とその問題点―高齢者はどのように死を迎えるのか」を選んだ。資料集めには、同じ養育院内の研究所（当時の東京都老人総合研究所、現在の東京都健康長寿医療センター）に勤める友人のつてがあり、そこに自由に出入りすることができたので、不自由しなかった。残念なことにアメリカでの大学院進学は実現しなかったが（主因は私の能力不足にあるのだが）、その準備のはずだった学修は、その後の私をいろいろに助けてくれることになった。

3年半のアメリカ滞在の後、1986年に私は帰国した。それ以降、現在にいたるまで、さまざまなかたちで訪問リハに、機能訓練事業に、次いで通所介護に携わってきたのだが、その話に入る前に、それまでおよびその間の日本の高齢者処遇の歴史をさっとおさらいしておきたい。なぜなら、私の仕事はいつでも時代や法制の影響を強く受けてきたので、この側面を抜きにして自分の経験を語ることはできないからである。

そもそも、高齢者とはなにか

そもそも老人とは、何歳くらいの人を言うのか。

儒教の本典である礼記（注1）には「60歳以上を老人としている」と書かれているそうで、畏敬の念を高齢者に抱いている様子がわかるという。また、日本の救済立法の一つである「大宝令」の「戸令」（718年）では、救済対象者とは「66歳以上で生活に困窮している者」という内容になっているそうである。この時代に救済対象となるような一般人で、これほど長く生きている人がいたのに驚いたことを記憶している。

その後の救済立法にも老人の救済基準が定められており、救済立法の原型と言われている「恤救規則」（1874年）や「養老法案」（1912年）では70歳以上、「救護法」（1929年）では65歳以上が対象とされている。終戦2年目（1946年＝私が生まれた年）の平均寿命が男女ともに42～43歳であり、それ以前の明治、大正、昭和の時代もほぼ同じような平均寿命だったことを考えると、日本で65歳以上というのはまれなことだったろうが、確かに存在はしていた、ということだろう。

終戦前の平均寿命の低さは1歳未満の乳児死亡率が高かったことによるものだが（注2）、1970年までには乳児死亡率が激減し、2015年5月現在、WHOの統計では0・2％になっていることが平均寿命を押し上げている。現在の老人福祉施策の基本である「老人福祉法」（1963年）では、個人差があるという理由で、老人の年齢を明確に規定していないが、具体的な施策の対象年齢として、頻繁に65歳以上という記述が出てくる。「老人福祉法」を基礎とした「介護保険法」（2000年）では、介護サービス対象の要介護者と要支援者の年齢について明確に65歳以上と記されており、16の特定疾患(注3)がある対象者のほうは40歳以上と決められている。

こうしてみると、戦後70年近くが経ち、戦死がなくなった今、栄養や住環境の向上、医学の発展などにより平均寿命は飛躍的に伸びたにもかかわらず、生命体としての寿命は奈良時代からさほど伸びてはいないことがわかる。仮に経済的生産活動への参加が困難な年齢を老人（高齢者）と呼ぶことにするなら、65歳が老人への節目となっていると思われる。

（注1）今から3千〜2千年前の周から漢にかけて儒学者がまとめた礼に関する書物
（注2）終戦前後は死亡原因として「戦死」が気になるところだが、死亡原因の分類にそうした項目は見当たらなかった。
（注3）高齢化に伴う疾患と考えられる疾患で、がん末期、関節リウマチ、筋萎縮性側索硬化症、後縦靭帯骨化症、骨折を伴う骨粗鬆症、初老期における認知症、パーキンソン病関連疾患、脊髄小脳変性症、脊柱管狭窄症、早老症、多系統萎縮症、糖尿病性神経障害、脳血管障害、閉塞性動脈硬化症、慢性閉塞性肺疾患、両側の膝関節または股関節の変形性関節症の16疾患である。

はじまりは貧窮対策

では、前記高齢者の処遇はどのようなものだったろうか。

尊敬や畏敬の念の対象として遇された面はあったにしても、時代がずっと下って老人福祉法が出るまでは、ほとんどが貧窮対策であった。米や金銭の支給が主であり、対象者も厳しく制限されたもようである。収容施設は、遠く聖徳太子（574～622年）の時代に、四天王寺四箇院が置かれたことに始まるとされる。仏教の慈悲の精神に基づくものであり、四箇院のひとつが、身寄りのない者や年老いた者を収容する「悲田院」であった（注4）。

1549年、キリスト教が日本に伝来されてからは、キリスト教の精神に基づく慈善施設も作られるようになったという。徳川幕府300年間は身分制度内相互扶助を基本としたため、救済施設の発達はみられない。明治から第2次世界大戦終戦前までは、1872年（明治5年）に養育院、1895年に聖ヒルダ養老院（日本最初の老人専用の収容施設で、初めて養老院という名称を用いたと言われている）などの高齢者収容施設が、社会事業家等によって作られた。1932年（昭和7年）時点で全国に85施設の養老院があったと言われている。

いずれにしても、当時の対策や施設は貧窮対策や慈善の対象として行われていたものである。終戦後、日本国憲法が施行（1947年）され、その第25条に「すべて国民は、健康で文化的な最低限度の生活を営む権利を有する。国は、すべての生活部面について、社会福祉、社会保障及び公衆衛生の向上及び増進に努めなければならない」と明記されるに至り、国民の基本的人権として、国の義務として、施しとしてではない最低限度の暮らしが、法律上保障されるにいたった。

（注4）四箇院とは仏法修行の道場である「敬田院」、病者に薬を施す「施薬院」、病気の者を収容し、病気を癒す「療病院」、そして「悲田院」である。

戦後の老人福祉法、そして老人保健法

以後、様々な福祉関係の法律(注5)が制定された。高齢者については、1963年に老人福祉法が制定され、一般的な生活困窮という問題ではなく、老人の特性に合わせた福祉の在り方が必要だと考えられるようになった。この老人福祉法において養老院という名称も養護老人ホームと変更され、その中の要介護の高齢者のために特別養護老人ホームも作られた。また、在宅の高齢者のためには「老人居宅生活支援事業」(老人家庭奉仕事業＝訪問介護、老人デイサービス事業など)という具体的な生活支援のための事業も展開されるようになった。

一方、戦後の経済復興と共に人口は増加し、高齢者数も増加の一途をたどった(注6)。そうした高齢者人口の急速な増加の中、1970年頃から退院後の継続看護の一環として病院や診療所、自治体からの訪問看護が盛んになり、高齢者処遇は収容から在宅支援へと向かうようになっていったようである。1982年には老人保健法が施行され、40歳以上の障害者や65歳以上の高齢者の健康増進のため、機能訓練事業や訪問訓練事業が市区町村により提供されるようになった。1986年には老人保健法の改正により老人保健施設(注7)が創設され、そこに通所施設である「老人デイケア」が併設されるようになった。

(注5) 福祉三法(生活保護法、児童福祉法、身体障害者福祉法)と福祉六法(先に加えて、精神薄弱者福祉法、老人福祉法、母子福祉法)

(注6) 終戦時5%に満たなかったものが、1970年には高齢化社会と言われる7%(WHOの基準)に達した。1995

年には14％（高齢社会）を超え、２００７年には21％（超高齢社会）へと増加した。２０１５年現在26％を超えており、２０３０年には30％を超えると推計されている。２０１４年9月15日現在、総人口は１２７、２５８、０００人で、その内、65歳以上は総人口の25・9％、75歳以上は総人口の12・5％となっている。ちなみに、１００歳以上は１９６３年には１５３人だったが、２０１５年現在、５８、８２０人（女性５１、２３４人　男性７、５８６人）である。

（注７）寝たきり老人などに対し、看護と医学的管理の下に介護や機能訓練、その他必要な医療を行う施設。要介護老人の心身の自立を支援し、家庭への復帰を目指す施設として、１９８６年の老人保健法改正により創設された。その後２０００年の介護保険施行に伴い「介護老人保健施設」と改称された。

平成の新制度：介護保険

そして１９９７年、半分は保険制度を取り入れた「介護保険法」が制定されると、新制度の開始を見込んで、特別養護老人ホームや老人デイサービス、老人保健施設や老人デイケア、訪問介護事業所など様々な介護サービスが社会福祉法人や民間（株式会社、有限会社、ＮＰＯ法人、医療法人など）により開設されるようになった。２０００年に介護保険法が施行されると、これに伴い、利用者はそうしたサービスを1割負担で受けるようになった。施行前は食費などの実費を除いて無料だったり、全額自己負担だったりしたサービス料金が、介護保険法の中でしっかりと定められることになったのである。

介護保険制度施行までの戦後50年あまりの経過は、人権意識の高揚、経済的な復興や衰退、人口の増加と急速な少子高齢化など複雑にからみあっているわけだが、一人一人の高齢者が人間として当たり前の生活を保障され、老いてなお幸せに暮らし死んでいくための基礎が作られてきたように思う。反面、高齢者人口の増加と共に高齢者の単独世帯と夫婦世帯が増加し（注8）、孤独死などが取りざたされ、家族内介護の難しさが浮き彫りになってきてもいる。現在は老老介護、独身の子供による介護が多い。「涼風」の利用者も半数以上が単独世帯や高齢夫婦のみ、未婚の子供との同居の世帯という介護力不足の状況にある。もし現在より介護量が多くなると、すぐに日常生活が困難になる。これからは家族のみに依存するのではなく、新しい緩やかな繋がりのコミュニティー作りが、孤独で不安な状況を支えるために不可欠となった。

（注8）日本の総人口は２００４年（平成16年）の１２、７７９万人をピークに減少傾向に転じているにもかかわらず、世帯数は65歳以上世帯数を含め増加の一途をたどっている。このことは世帯内人数が減少し、しかも高齢者世帯が増加していることを示している。２０１３年（平成25年）には65歳以上高齢者のいる世帯が44・７％と半数近くになり、その中で単独世帯が25・６％、夫婦のみ世帯が31・１％と半数以上が高齢者のみの世帯となっている。

介護保険制度の15年間

私自身が私的に介護保険制度によるサービスを使ったのは特別養護老人ホームの利用だけであるが、一般的に言って、在宅の要介護者を抱える人々にとって、この介護保険制度はとてもありがたいものになったのではないだろうか。私が自宅の姑や、実家の両親の介護をしていた時、現状の介護保険制度があったなら、もう少し介護が楽だったろうし、両親や姑もより安心して楽しく暮らせたのではないかと思う。

しかし、高齢者人口の増加に伴って、後期高齢者（注9）が増え、それに伴い認知症高齢者も増え、要介護高齢者は増え続けている（注10）。それによって、介護保険制度自体の危うさが気づかれるようになった。

詳細な改正の中身に精通しているわけではないが、3年ごとの改正の主たる内容の一つは、高齢者の自立を促す仕組みを作り、それによって給付費を押さえていこうとすることだったと思われる。そこには常にリハビリテーション訓練や機能訓練のあり方が問われる内容が盛り込まれていた。

2003年の改正では、訪問リハビリに「日常生活活動訓練加算」（注11）が、通所リハビリには「個別リハビリテーション加算」（注12）が新設された。リハビリテーション関連職種から見ればやって当たり前の仕事なのだが、実施している事業所とそうでない事業所があったということなのだろうか。加算が付いた経緯はわからないが、それが付くことによって、理学療法士・作業療法士・言語聴覚士のすべてが利用者の日常生活に着目して訓練をすべきとされたのは良いことだったと思う。

2006年の改正は介護保険制度の根本にかかわるもので、増え続ける介護給付に対し、介護予防を重視したものになった。各サービスに「介護予防」という枠組みができ、「通所介護」には「介護予防通所介護」と「通所介護」という二つの枠組みができた（第3章で後述）。そして「介護予防通所介護」には「運動器機能向上加算」、「口腔機能向上加算」、「栄養改善加算」などが基本報酬に上乗せされることになり、介護予防のために必要と思われる、運動、口腔衛生、栄養に焦点を当てるサービスが強化された。ただし、配置人員の資格が指定され、計画書や記録の作成が義務づけられたものの、内容が問われることはなかった。一方、「通所介護」には、「運動器機能向上加算」ではなく「個別機能訓練加算」が、「口腔機能向上加算」や「栄養改善加算」と共に上乗せされた。「運動器機能向上加算」も「個別機能訓練加算」も配置すべき人員の資格は理学療法士、作業療法士、言語聴覚士、看護師（准看護士含む）、柔道整復師、あんまマッサージ師のいずれかとされた。「口腔機能向上加算」の資格要件は看護師と歯科衛生士、「栄養改善加算」は管理栄養士とされた。思うに「口腔」と「栄養」に関する資格は頷けるが、「運動や機能訓練」についての資格に理学療法士と作業療法士以外を加えるのには無理があるのではなかろうか。このことは、これ以降、機械を入れたスポーツジムのような通所介護やあんまマッサージを主体とした通所介護の乱立につながっており、本来通所介護が果たすべき機能を十分果たせない原因となっているのではないかと私は思う。

２００６年の主要な改正としてはこのほかに、地域密着型施設と地域支援事業（第3章で後述）の創設があった。区市町村という小さな地域の中で、高齢者の生活を全体的に支えようという「地域包括ケアシステム」（注13）作りへの具体的な施策が始まったのである。

２００９年の改正では、訪問リハビリの1回あたり実施時間やそれを受けることのできる期間について改正があった。すなわち訪問リハビリは1日単位でなく20分を1単位として算定されるようになり、また通所リハビリに通えなくなった利用者はその後1ヵ月に限って当該老人保健施設からの訪問リハビリを受けることができるようになった。また、退院や退所日または認定日から1か月以内について「短期集中リハビリテーション実施加算」が認められるようになった。これらは適切な、切れ目のないリハビリテーション訓練の継続を保証しようとするものであった。「通所介護」については「個別機能訓練加算Ⅱ」が新設され、それまでの加算は「個別機能訓練加算Ⅰ」となった。2つの違いは結局のところ、配置人員の資格と人数の違いに終始したと思われた。

その後も改正は相次ぎ、内容はさらに複雑化した。変化についていくのが精一杯であったが、法律上はどうであれ、リハビリテーションを目指す以上、作業療法士の仕事内容はそんなに変わらない、というのが実感であった。

2012年、高齢者が住み慣れた地域で自立した生活を営めるよう、医療、介護、予防、住まい、生活支援サービスが切れ目なく提供される「地域包括ケアシステム」の構築に向けた取り組みが進み始めた。その具体的な施策として「日常生活支援総合事業」(注14)が2015年から全国で開始されるよう準備が始まった。また、「定期巡回・随時対応型訪問介護看護」が創設されるなど、在宅重視の傾向が更に進んだ。

「通所介護」について言えば、一番の変更点はサービス提供時間区分の変更であった。介護報酬はサービス提供時間の区分ごとに設定されており、それまでほとんどの事業所が「6時間以上8時間未満」という区分でサービスを提供していた。実際には6時間10分程度実施する事業所が多かった。そこで、厚生労働省は「5時間以上7時間未満」という区分を作り介護報酬を減額したのである。そのことによって、多くの事業所は「7時間以上9時間未満」という区分にサービス時間を変更し、減収分を取り戻そうとした。しかし、利用者に7時間以上サービスを提供するには、職員の労働時間が8時間では賄えない。そこで早番や遅番を作るなどの工夫を余儀なくされた(「涼風」は「5時間以上7時間未満」の区分で提供しているが、利用者の疲労状況を考えると6時間程度が良いように思う)。なぜか、通所リハビリはそれまで通り「6時間以上8時間未満」という区分が残された。

そして2015年の改正である。中重度の要介護者や認知症高齢者への対応の強化と共に、活動と参加に焦点を当てたリハビリテーションの推進が改正の骨子のひとつとされた。訪問リハや通所リハでのリハビリテーションマネジメントの強化により、医師・理学療法士・作業療法士・言語聴覚士・看護師・介護職によるリハビリテーション会議の開催とリハビリテーション計画の作成、医師による本人・家族への説明と同意が盛り込まれた。そのうえで、ケアマネや他事業との協働によってリハビリテーションサービスが提供されるよう促されたのである。目的は利用者の活動と参加への支援であり、通所介護への参加や地域の活動への参加、家事など自宅での活動への参加などを達成することが求められるようになった。

リハ職として2015年の改正で注目すべきは、3か月ごとに利用者の自宅を訪問し、計画の見直しを行うべしとされたことである。これは「通所リハ」はもちろん、「通所介護」における「個別機能訓練」にも適用された。訪問するのは機能訓練指導員に限らず、生活指導員や介護福祉士でも良いとされた。私自身は「涼風」で折々に実施してきたことだが、あらためて3か月ごとと決められるのは煩わしいことである。しかし世の中全体として、機能訓練はそうしたことも含むのだと意識するようになるのは良いことだと思う。

こうした時代の変化とそれに伴う法制度の改正の波にもまれながらも、私は頑固にリハ学院で教わったと思う〝作業療法〟を実践してきた。と言っても、法制度から全く外れて仕事をするわけにはいかない。法制度に合わせつつも、その枠にとどまらずに利用者の暮らしを支援する作業療法を実践しようと努力してきた。ときには法制度を味方に付けながら、地域支援事業や介護予防通所介護、通所介護の仕組みを作業療法の視点から作ろうと試みた。そして2015年、〝活動と参加〟に焦点をあてた改正がなされたのである。まさに作業療法士が作業療法を実践すべき時代になったのだと思う。

（注9）65歳以上75歳未満の高齢者を前期高齢者、75歳以上を後期高齢者と呼んでいる。1970年には65歳以上人口7・1％で75歳以上は2・1％と後期高齢者は高齢者のうち3分の1程度であったが、2000年には65歳以上人口17・4％、75歳以上7・1％と後期高齢者の割合は徐々に増え、2013年には65歳以上人口25％、75歳以上は12・3％と高齢者のほぼ半数が後期高齢者となっている。

（注10）2000年4月の要介護認定者数は218万人、2012年4月は533万人、2015年4月は608万人である。

（注11）加算とは、それを行えば基本報酬のほかに一定額をさらに追加請求できるという意味。この場合は円滑な在宅生活への移行、在宅での日常生活における自立支援を図る観点から、退所（退院）後6月以内の利用者に対して具体的なリハビリテーション計画に基づきADLの自立性の向上を目的としたリハビリテーションを行った場合に加算請求が可とされる。

（注12）円滑な在宅生活への移行、在宅での日常生活における自立支援を図る観点から、身体障害や廃用症候群等の利用者に対して個別リハビリテーション計画に基づき、理学療法士・作業療法士・言語聴覚士が個別にリハビリテーションを行った場合に加算請求が認められる。

（注13）厚生労働省は団塊の世代が75歳を迎える2025年（平成37年）を目途に、高齢者の尊厳の保持と自立生活の支援の目的のもとで、可能な限り住み慣れた地域で、自分らしい暮らしを人生の最期まで続けることができるよう、地域の包括的な

支援・サービス提供体制（地域包括ケアシステム）の構築を推進している。

（注14）市町村の主体性を重視し、地域支援事業において、多様なマンパワーや社会資源の活用等を図りながら、要支援者と要支援状態になる恐れのある高齢者に対して、介護予防や、配食・見守り等の生活支援サービス等を、市町村の判断・創意工夫により、総合的に提供することができる事業である。

第3章

訪問リハ・機能訓練事業で経験したこと

1986年に私は帰国した。老人保健法が施行されて4年目、介護保険法が制定されるまであと10年あまりの時期である。そして最初に仕事の機会を与えられたのが、小金井老後問題研究会という民間グループが主宰する「リハビリ相談」と「訪問リハビリテーション」であった。

小金井老後問題研究会がもたらしたもの

小金井老後問題研究会は一人の市民の呼びかけで1971年12月に発足した。日本が正に高齢化社会に突入した時である。同研究会編集の冊子「老後を考える—20年間のあゆみの記録」（1992年）によれば、「老人の問題は今もこれからも大変なことなので、今こそ小金井市に会を作りたい」というTさんの提案があり、その年の9月、公民館の学習会や母親勉強グループなどで活動していた20数名が集まって話し合いを持ったのが最初であったという。「どのようなことが自分の老後の心配なのか、家庭の中でどんなことが起きているか」などを話し合い、母親大会等に集まった人にアンケートをした。その結果、老後の不安の1位は「健康」（医療問題）、2位は生活費（年金）、3位は「人間関係」（親子、嫁姑問題）、続いて「住宅」、「仕事」、「生きがい」であったそうである。そして12月、組織を整え、世話人を選び、代表者に二瓶万代子さんを指名して「小金井老後問題研究会」（以下、老問研）が発足した。当時、二瓶さんは50歳代半ばだったと思うが、30歳代から老後の問題に取り組んできたそうである。私が初めてお会いした時、二瓶さんは70歳近くだったと思うが、老人という印象は全くなく、小柄できりっとした、おしゃれ上手な女性であった。

老問研は毎月の例会で様々な課題を話し合い、毎年1回「老後を考える集い」を開催し、会員のみでなく、広く市民に参加を呼び掛ける活動を行っていた。冊子に並べられているテーマは、いずれも老後を楽しく生きるための学習に向けてのもので、講師の方々の名前は見覚えのある方々ばかりである。医師の石垣純二、社会学者の那須宗一、参議院議員の市川房枝、文化人類学者の一番ケ瀬康子など、私でも見知っている名前が並んでいる。冊子の巻頭にうたわれている老問研の目的「現在の高齢者がおかれている実態を把握し、私たちの希む老後を、少しでも多くの方々と学習し、良い方向に展開するよう力を合わせていくこと」のためには、どこにでも出かけ、誰とでも交渉する、実行力のあるメンバーが揃っていた。

その行動力が、メンバーたちを、養育院附属病院リハビリテーション部部長であるとともに老人総合研究所リハビリテーション部部長でもあった荻島秀男医師のもとに向かわせた。「年をとっても健康でいたい」という願いは、「病気や障がいがあっても寝たきりにはなりたくない」という現実の課題となった。そのためにはリハビリテーションが必要と考え、行政にリハビリテーションセンター設立の要望や陳情を行った。またそこにとどまらず、自分たちも具体的に活動を進めていった。いまだリハビリテーションという言葉が社会に流布していない時代である。１９７３年11月に荻島医師を訪ねてアドバイスをもらい、リハビリテーション部門を見学した。そして荻島医師の協力を取り付け、１９７４年４月から月１回のリハビリ相談が始まった。病院と研究所の理学療法士、作業療法士３名が同行したという。３年後には、市の委託事業として訪問リハビリが開始され、老問研が企画運営を担った。具体的には予算の管理、利用者への連絡、訪問リハ担当職員に同行しての訓練場面の見守りなどを行った。当時は、そうした訓練をする場所は少なかったのである。制度任せにするのではなく、必要に応じて場を作り、直接運営にも係る姿勢が、老問研の人々にはあふれていた。1981年にはリハビリ相談を通して必要を感じた入浴サービスを、桜町病院の協力を得て開始した。訪問リハビリでも、入浴サービスでも、老問研の会員が実際に付き添うかたちで実施された。

1986年にアメリカから帰国した私は、小金井市に引っ越そうとしており、復職の機会を探していた。それを知った理学療法士で、当時老問研の訪問リハビリに参加していた一人が、「小金井市に行くなら、月1回のリハビリ相談と訪問リハビリに参加しないか」と誘ってくれた。私は、同居の姑に2歳少し前の息子の世話を頼み、月1回ならと活動に参加することになった。1987年のことである。

それ以降、小金井市の訪問リハビリは私が継続して担当することになり、1996年には桜町高齢者在宅サービスセンターへの市の委託事業に引き継がれた。しかし介護保険制度が開始されてからは、行政の委託による訪問リハは終了となり、市内にある老人保健施設あんず苑の訪問看護ステーションが訪問リハを実施するようになった。少し間をおいたが、私も非常勤職員として、2001年2月から2006年9月までこのあんず苑の訪問リハに従事した。

老問研の訪問リハが桜町高齢者在宅サービスセンターへの小金井市委託事業に引き継がれたのには様々な事情があるが、一番の理由は、老問研のメンバーの高齢化である。同時に、その時期様々な制度内介護サービスが地域に増え、もはやボランティアベースでは対応しきれないものとなりつつあった。おそらく日本で最初と思われる老問研の先駆的事業は、「すでに十分役目を果たした。今はもう行政にそれを委ねるべき時」なのであった。

訪問リハの利用者たち

私は1987年から2006年まで訪問リハに従事した。訪問リハ事業を担っていた主体は色々に変わったが、私のやるべきことが変わったわけではない。利用者の家での生活が少しでも楽になるように、家具の配置換えや福祉機器の検討をし、室内を安全に動けるように訓練をする。食事や着替え、歯磨きや入浴などの日常生活が不自由であれば、どんな工夫や介助が必要かを利用者や家族と共に考える。自助具の工夫などもする。時には調理や掃除洗濯を実際に行い、家での役割を利用者や家族と相談する。更に、楽しみになる活動を提案し、家族の様々な相談にのるといった、作業療法士としては一連の当たり前の仕事をしてきたと思っている。

そして、家での生活がそれなりに回り始めたら、次は家の外へと生活圏を広げることを考える。様々な介護サービスが町にほとんどなかった時代から、少しずつ在宅生活を支えるサービスができはじめることによって、訪問リハの最終段階のありようが徐々に変わっていったように思う。沢山の利用者やその家族と出会ってきた中で、印象に残ったいくつかの例をご紹介する。

◆拒否していた日本画を再び描くようになり、視空間失認も改善したDさん

Dさんは私が訪問リハの仕事を始めてすぐに担当した利用者である。1987年にテレビ朝日の報道番組で紹介されたこともある方である。93歳の男性で、主症状は左片麻痺であった。娘さんの介護を受け、一日の大半をベッドで過ごしていた。病院では特にリハビリテーション関連の訓練は受けておらず、脳梗塞の状態が安定した時点で退院された。その頃は、近隣の病院ではリハビリテーション訓練が行われていないのが一般的なことだった。当時、娘さんは隣の持ちアパートに一人暮らしをしていたが、母屋に移り、ほぼ全介助のDさんと1年近く生活を共にされていた。このままでは息が詰まるという思いで、訪問リハビリを市に申し込まれたとのことであった。

老後問題研究会の訪問リハビリは、当時、月1回1時間の訪問で、訓練と言うよりは、評価と日常生活のアドバイスが主な仕事であった。娘さんの負担にならない程度に、訓練要素を取り入れた生活動作のアドバイスをするのが主な仕事であった。

Dさんはずっと以前に妻を亡くされていたが、病前は一人で日常生活をまかない、きちんとお洒落をして近隣の市まで電車に乗って出かけ、お気に入りの喫茶店でコーヒーを飲んで帰ってくるのが日課だった。ダンスと小唄をたしなむ趣味人であった。日本画は個展を開くほどの腕前で、部屋には能舞を描いた素晴らしい作品が飾ってあった。しかし発症後は娘さんが勧めても絵筆を取ることはなかったという。それでも日課はきちんとしており、朝食後は新聞の隅々まで目を通され、昼食後は少し昼寝、午後はテレビを観て過ごすという生活だった。いずれもベッド上で行われていた。

私がはじめて訪問したとき、左の手足は各関節に中等度の拘縮があり、随意的な動きはほとんど見られなかった。左手足の表在覚、深部覚共に鈍麻していた。2枚の葉が左右についた花の絵の模写をしてもらうと左の葉が描かれず、線分の中心分割課題では左の線が長い等、左半側空間認知の低下が明らかだった。右手の力も弱く、右膝にもやや屈曲拘縮があり、ほとんどベッド上の生活であったため、足を床に着けた状態の座位では血圧が低下してしまい、5分程で頭も前傾し疲労を訴える状態であった。まずは椅子座位が取れるように、できれば再度、日本画を描いてくださるようにと開始したが、左半側無視の状態が顕著であったため、元通りに描けるようになることは期待できなかった。

初日は、体の状態を把握しながら、ベッド上で手足を動かし（両側の関節可動域訓練）、左右への寝返り（ベッド手すりを使って）、側臥位からの介助下での起き上がり、ベッド端座位をとることから開始した。その間、娘さんへ体の状態の説明をしながら、楽な介助方法をアドバイスし、ポータブルトイレへの移乗動作の確認をした。次回までの宿題として、Dさんが右手で左手首を持ち肩の屈伸をする、トイレ移乗の際5分程度ベッド端座位を保持するように娘さんにお願いした。また、右手で10マス国語ノートに○△□を毎日少しずつ、右手の訓練として書いていただくようにと用紙を数枚置いてきた。

1か月後、ベッド上で手足を動かし、寝返り、側臥位からの起き上がり、ベッド端座位を5分程度した後、ベッドの背もたれに寄りかかって、私をモデルに鉛筆画を描いていただくようにお願いをした。Dさんは拒否なく10分くらいで描いてくれたが、それは左半分がぼやけた幽霊のような絵だった。しかし右半分は正に私の顔だった。まだ筆圧が弱かったため、再度、宿題として○△□×S等の記号を書く宿題をお願いした。目的は座位を取る時間を増やすこと、右手の力と器用さを増すこととお伝えし、敢えて字の練習はしなかった。新聞を隅々まで読み、しっかりした考えを持ち、十分字は書ける方だったからである。

　更に1か月後、端座位が少し安定し、首の前傾も少なくなってきたので、ベッドから椅子へ移乗していただいた。ベッド端座位よりは安定した座位が取れ、右手の自由度も上がった。そこで、日本画の基礎を私に教えていただくことにした。気持ちよく承諾してくださった。墨で竹を描くのである。ご自分が描くことは、以前の腕前から考えると拒否的になるのは不思議なことではなかった。しかし、教えていただく過程で、元々好きだった気持ちが蘇ってくることもよくあることである。私も教えていただくままに精進し、水墨で竹を曲りなりに描けるようになった。その間、椅子座位時間は徐々に伸びていき、ご自分でも周囲の花や置物を写生するようになっていった。娘さんの日々の努力（椅子に介助で移乗させ、岩絵の具や水を用意）が実り、遂に、黙っていると数時間も描かれるようになったと、娘さんから報告を受けた。左半分が欠損することがなくなり、それでもやや歪みがあったものが、徐々にありのままの写生ができるようになった。その頃から色紙に描き始め、年齢入りの署名をなさるようになった。93歳という年齢が誇りでもあったように感じた。いくつかの作品が部屋に飾られ、私たちにもプレゼントしてくれた。発症前と同じとはいかないが、絵を描くことを楽しい日課とされ、そのことを娘さんも喜んで協力してくださった。

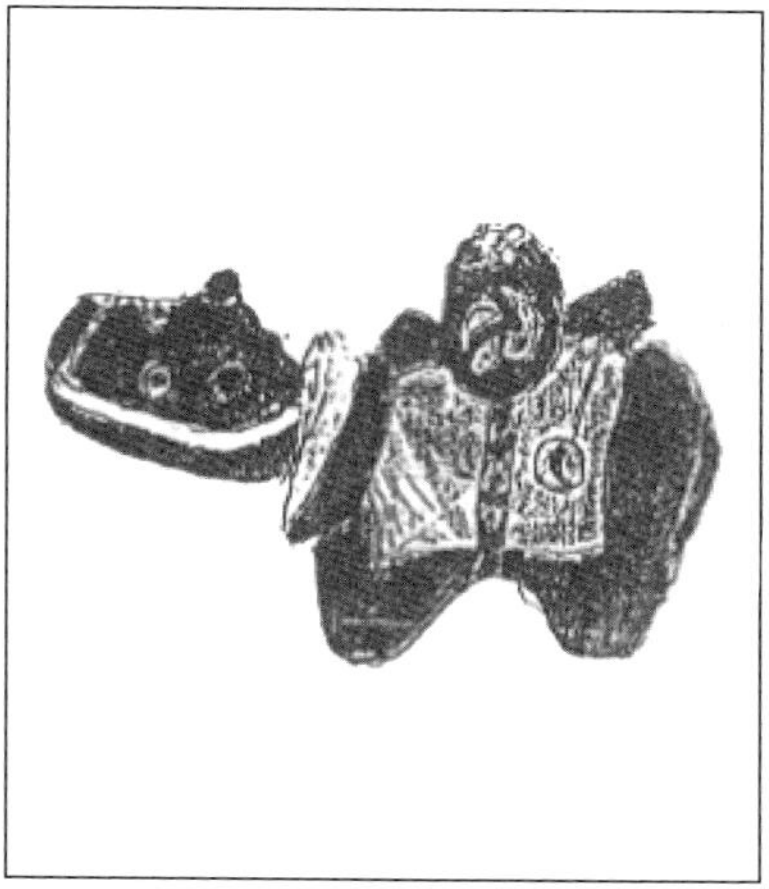

図 3-1　B さんが書いた「赤べこ」

Dさんを取材したテレビは老後問題研究会のボランティア活動を取り上げたもので、高齢社会に向けたリハビリテーション訓練の重要性を描いたものであった。3年近く訪問したと思うが、風邪から肺炎となり入院、亡くなられた。娘さんから遺品として色紙十数枚が老後問題研究会に送られてきたが、絶筆となった作品に書かれていた年齢は96歳となっていた。

図3-1の「赤べこ」の絵は署名と96歳という年齢が記された作品である。開始当初、左半分が欠け、形がゆがんでいた私の肖像画に比べると、見事に全体のバランスが取れ、今にも首がユラユラと動き出すような絵になっている。好きな日本画に集中して取り組むことにより、半側空間無視の状態も改善したと思われた。

発症前に良くできていたことを、発症後にやりたがらない方は多い。自然な流れの中でそれを再開できれば、身体機能の向上にも、認知障害の改善にも役立ち、またその作業を通して、介助者である家族の生活にも広がりが生まれることを実感させられたケースである。

◆家族総出の臨戦態勢から、他のサービスを使いつつ、ご夫婦2人の暮らしを取り戻したEさん

Eさんは大学教授の夫と二人暮らしの専業主婦であった。脳梗塞発症後に救急入院（急性期病院にて3か月）、その後リハビリテーション訓練目的で他の病院に転院し6か月後に退院、退院後1週間目から訪問リハを開始した。重度の失語症を伴う右片麻痺があり、要介護4のレベルにあった。自宅内部はバリアフリーに改修すみで、ギャッジベッド、ポータブルトイレ、シャワーチェアーが用意されていた。入浴介助にはヘルパーが入り、通所リハビリテーションもすでに申し込み済みであった。そのうえに夫とそれぞれ独り立ちしていた娘さん2人の家族全員が休職し、それまで家族を束ね一家を支えてきたEさんを支えるべく、全員で臨戦態勢を取っているようだった。

私が最初に訪問したとき、Eさんは重度失語症のために発語はほとんどなく、聞き取りも困難で、コミュニケーションは物を左手で指し示したり、首を振ったりの身振り手振りを交えて行われていた。しかし物事の理解は十分だった。右上下肢は弛緩性の状態にあり、随意運動はほとんど見られず、左上下肢もぎごちない動きで、食事は左手でスプーンとフォークを使用して行っていた。室内移動は基本的に介助されての車いす移動、歩行には短下肢装具と4点杖を使うが、非常に不安定なため、装具の脱着を含めて要介助であった。ポータブルトイレとベッド間の移乗は要介助、ズボンや下着の上げ下げも要介助であった。

訪問初日には心身機能のおおよその評価をしたが、発症から9か月とあってまだ機能回復は望めるものの、急速な回復は期待できないこと、回復状況に合わせた訓練をしつつ、少しでもでき

ることを増やしていきたい旨を本人と家族にお話しした。したがって、長丁場になるため、娘さんたちが仕事を辞めて介護をするのがよい場合ではなく、まずは自分たちの生活を第一に考え、その上でEさんのために手伝えることを考えていくのがよいとして、2人の復職をお勧めした。夫は1年休職しても大丈夫な職場だということで、介護のキーパーソンとして介護保険を使いながらEさんの介護に当っていただくことになった。そして自宅内での暮らしが見守り程度でほぼ自立し、通所が軌道に乗った時点で、訪問は終了にする見通しを立てた。

当時の訪問リハは、週1回30分以上60分未満の枠で行っていた。ほとんどの場合、私は次の訪問に間に合うぎりぎりの50分程度で行っていたが、Eさんの場合、60分を過ぎてしまうこともしばしばであった。

訪問をすると、すぐにベッド上での体操を見守り、ベッドからの起き上がり練習、端座位での短下肢装具装着訓練、ベッドから車いすへの移乗を行った。次に車いすを運転して食卓の椅子へ向かい、椅子に移譲する練習をした。自宅での毎日をすべて車いすで過ごしてほしくはなかった。通常の食卓で家族と共に食事をするためには、車いすの高さは低く、相対的にテーブルは高くなり、食事やその他の作業にも適さないと思われたからである。また、移乗する回数が多ければ、そうした動作を通じて体を動かすことができ、座ったきりによる廃用が防げると考えた。

その後、椅子からの立ち上がり練習や歩行訓練などを行い、次に手に焦点を当てた訓練を行った。右手の筋のストレッチと関節可動域訓練を行い、左手の動きもぎごちなかったため、座位の安定性の訓練を兼ねながら、左手での風船バレーやボール投げ、お手玉投げ、箸の練習や手芸も行った。手芸はネット手芸を提案し、小さなしおりを作った。完成することで、もう少し大きなものを作る意欲も出てきた。次はご希望で、状差しを開始し、宿題とした。押さえのための重りの置き方等材料の設定を夫に覚えてもらい、毎日少しずつやっていただいた。

また主婦の役割を本人や夫と検討し、タオルのような簡単な洗濯物たたみから始めることにした。夫が一人でやってしまう方が速い面もあるが、今後の暮らしを考えた時、少しでも主婦としての役割を持ってもらいたかったからである。訪問終了時には夫の分もたためるようになっていた。また、訪問開始時に着替えを自分で出し入れしやすいよう家具の配置を設定してもらっていたので、たたんだものを車いすで運んで引き出しにしまうところまで練習を進めることができた。

Eさんの訪問リハは1年5か月続いた。動作速度が速くなり、時間ができるとともに、一連のトイレ動作訓練を行った。退院時にはトイレでの排泄は将来的にも目標とされていなかったが、排便だけでもトイレでできるようになれば、利用者本人にとっても、介助者にとっても助かることではないかと思った。訓練をしながら、手すりの位置を決めていった。

更に訓練は進み、調理の時間が30分ほど取れるようになった。調理は手伝う部分が多かったが、材料切り、炒め、味付けなどEさんができる部分も多々あったので、ご夫婦の夕食の一品にすることで、主婦感覚を取り戻していってほしいと考えた。また、調理に慣れていない夫のために、簡単にできる料理の提案にもなると思った。野菜炒め、八宝菜、炊き込みご飯、ちらし寿司、ハンバーグに茹で野菜、ポテトサラダなどを作った。一皿ができた時のEさんの得意げな笑顔は忘れられない。

終了のときが来た。訪問介護と通所リハを増やし、ヘルパーには介助のポイントを伝え、調理を一緒にやっていただくお願いをしてこの訪問を終了した。通所リハを増やすことで、夫は仕事場に出ていける日があるようになった。また、障害者センターの言語訓練を開始し、失語症友の会にも参加されるようになり、ご夫婦で友の会のピクニックや旅行にも参加されるようになった。ある日機能訓練事業の利用者さんと小金井公園の花見に行ったところ、「失語症友の会」の方々も来合せていて、それに参加していたEさん夫婦と再会した。二人とも満面の笑顔で挨拶してくれた。娘さんたちは復職し、時々実家を訪問するなど後方支援を担っているとのことだった。

まだ高齢者とは言えない年齢で、現役の主婦として一家の暮らしを支えていた人が、突然の脳梗塞に見舞われ、しかも後遺症が重度であると、家族の生活は一変する。協力的な家族であればあるほど、全員が患者中心の生活に向かってしまう。その基本的な原因は「今、この病人を支えれば、障害が治っていくのではないか。それまでは家族全員で頑張って行こう」という思いのような気がする。そんな場面に訪問を依頼された時、まず必要なことは、障害の状態を把握し、予後について見通しを立てて家族に説明することである。そのうえで、今後の生活のおおよその設計図を家族が描けるように支援をすることが、訪問リハの大事な仕事だと思う。そのことの重要性を確信させられたケースだった。

◆私の趣味が役立ち、1か月4回のみの訪問で、ヴァイオリン教師を再開されたFさん

Fさんは某有名なオーケストラのコンサートマスターを退かれた後、自宅でヴァイオリンを教

えていた。半年前に転倒し、Ｆ病院で右大腿骨頸部骨折ピン固定術を行い2か月入院の後退院した。その後、リハビリテーション訓練目的で転院し、3か月間の訓練を経て退院し、1週間後に訪問リハを開始した。歩行には室内歩行器を使い、見守りが必要だった。居住スペースは2階にあり、椅子座位が多い1週間であったらしい。ヴァイオリン教室は階下にあり、こちらは休業中だった。

2階の居住スペースでの起居動作は、多少の痛みは伴うものの、見守り下で歩行器を使って自立。食事や入浴、整容動作、衣服着脱も準備があれば自立していた。1階への移動や外出は、退院後はしていないとのことだった。

1階への階段は両側に手すりがあった。Ｆさんは恐る恐る右足から降り、左足を揃えて一段ずつ降り、左足から昇り、右足を揃えて一段ずつ昇ることが何とかできた。歩行訓練はすでに4か月以上病院でやっており、自宅の環境に慣れて体力をつければ、1階のレッスン室での仕事は可能と思われたが、「もう、教えるのは無理」と、本人もご家族も思い込んでいるらしかった。

評価の結果、1か月間週1回、4回の訪問で終了できると見通しを立て、ヴァイオリンのレッスンも再開できるとの自信をもっていただきたいと考え、プログラムを立てた。

1回目は実際に歩行器で動いてもらい、室内を移動しやすく整えた。また、関節可動域や筋力の測定を行い、下肢筋力強化のための自宅でのプログラムをたてて実際にやってみた。それを紙に書き、毎日実行していただくようにお願いした。

2回目は1週間の訓練経過を聞き、実際に動いてもらい、階下のレッスン室まで往復した。レッスン室も楽に安全に移動できるよう家具を少し動かした。訓練をしながら、私がハープのレッスンを受けていること、できれば拙い演奏ではあるが、合奏をお願いしたいことなどをお話しし、受け入れていただいた。

3回目は数少ない私のレパートリーの中から「愛の喜び」の楽譜をお渡ししたところ、その場で弾いてくださり、私のつたない演奏に付き合ってくださった。そこへ奥様も現れ、「私もご一緒させてください」とのこと。奥様はソプラノ歌手で素敵な声で歌ってくださり、思いがけず3重奏を楽しんだ。次回最終日には、ケアマネさんをお招きして合奏をし、訪問を終了するとお伝えし了承を得た。

4回目は一応の下肢訓練をした後、ケアマネジャー（以下ケアマネ）(注1)さんを聴衆に3重奏を楽しみ、訪問を終了とした。その時点で、「先日、息子の車で初めて買い物に行きました」「古いお弟子さんに先週からレッスンを再開しました」等の嬉しい報告も聞けた。

1か月後に電話で様子をうかがうと、お弟子さんのレッスンを続けておられるとのことであった。

私の趣味が効を奏した結果になったが、機会をとらえ、様々な趣味活動に興味を持って接しておくことが、作業療法士の持ち駒を増やすために大事なことだと思う。

訪問リハと通所介護、それぞれの役割

高齢者の自宅を直接訪問する訪問介護や訪問リハは、在宅高齢者を支えるサービスの最前線といえる仕事である。二つの違いは、訪問介護が必要な介護を継続して担う点にあるのに対し、訪問リハは利用者の心身機能の状態を見極め、必要な訓練（室内環境を整えることを含め）を行い、介護を担う家族やヘルパーに最適な介護の在り方を伝えるところにある。私は当初から、そう思って仕事をしてきた。

２０１２年の介護保険法改正では「生活機能向上連携加算」という制度が設けられ、「訪問リハビリの担当者と訪問介護の提供責任者が同時に利用者宅を訪問し、両者の共同による訪問介護計画書が作成」されれば、基本報酬にしかるべき報酬が上乗せされることになった。２０１５年の改正では、通所リハビリの担当者による訪問にも同じ〝加算〟がつけられた。私にしてみれば連携するのは当たり前のこととして〝加算〟のあるなしは関係なく実施してきたが、加算があることによって、連携が訪問リハの当たり前の仕事になったことは評価すべきことと思う。しかし、同じ訪問リハでも、訪問看護ステーションからの訪問には加算が付けられていないのは不思議なことである。それぞれの訪問リハにどのような違いがあるのか、私にはわからない。

さて、訪問リハが目指すべき最終目的は何か。

私が訪問リハをしていた20年間には、高齢者支援のサービス事業は２０００年を境に随分と増えた。老問研から訪問した当初は、地域のサービスと言えば、訪問介護と看護程度しかなかった。

1986年に小金井市に初めて特別養護老人ホーム聖ヨハネホームとその一角にヨハネデイホームが開設しているが、あまり知られた存在ではなかった。他に通所施設はなかった。1990年にホームに隣接して桜町高齢者在宅サービスセンターが開設し、本格的に老人デイサービス（通所施設）が始まり、老人保健法下の「機能訓練事業」（後述）がそこで行われるようになった。

これにより、それまでは訪問を開始するとなかなか終了できなかった重度後遺症の利用者も、通所利用につなげて終了することができるようになった。車いすに乗っていることができ、2時間程度起きていられれば、送迎がつく通所施設に通うことができた。訪問では1対1のつながりしかなく、他人との交流はそれ以上広がらないが、通所施設に通うようになれば、職員や他利用者など、より多くの人々との交流が可能になる。これは社会参加の一つの形である。訪問リハではせいぜい1時間程度の訓練や活動も、通所の一日を通して行えば、多くの訓練や活動の機会ができる。家族も、日中の時間を介護から離れて自分のために使うことができる。自宅での生活の目途が立ったところで、私はいつも利用者とその家族に通所施設の利用を勧めた。一度築いた利用者との関係を切るのはなかなか難しいことであるが、私の場合、「私がいるから来てみて下さい」というと、大体は通所につながった。1か月程度、訪問と通所を重ねてやることで、環境変化を緩やかにし、訪問リハを終了することができた。

しかし私のこのやり方は、一般的ではないらしい。〈はじめに〉でも述べたが、現在私が運営する通所介護「涼風」の利用者を通して知り得た訪問リハの実態はたいへんショッキングなものである。数か月経っても訪問が終了とならないのである。遠慮のない私が「もう訪問はしなくても大丈夫なのではないですか?」と理学療法士にたずねてみても、「まだ歩行が不安定だから必要だと思う」との返答である。その91歳の利用者の場合、この先訓練をし続けても歩行の安定性がそれほど増すとは思われず、週2回の通所での訓練と活動で、機能維持は十分望めると思われるにもかかわらずである。

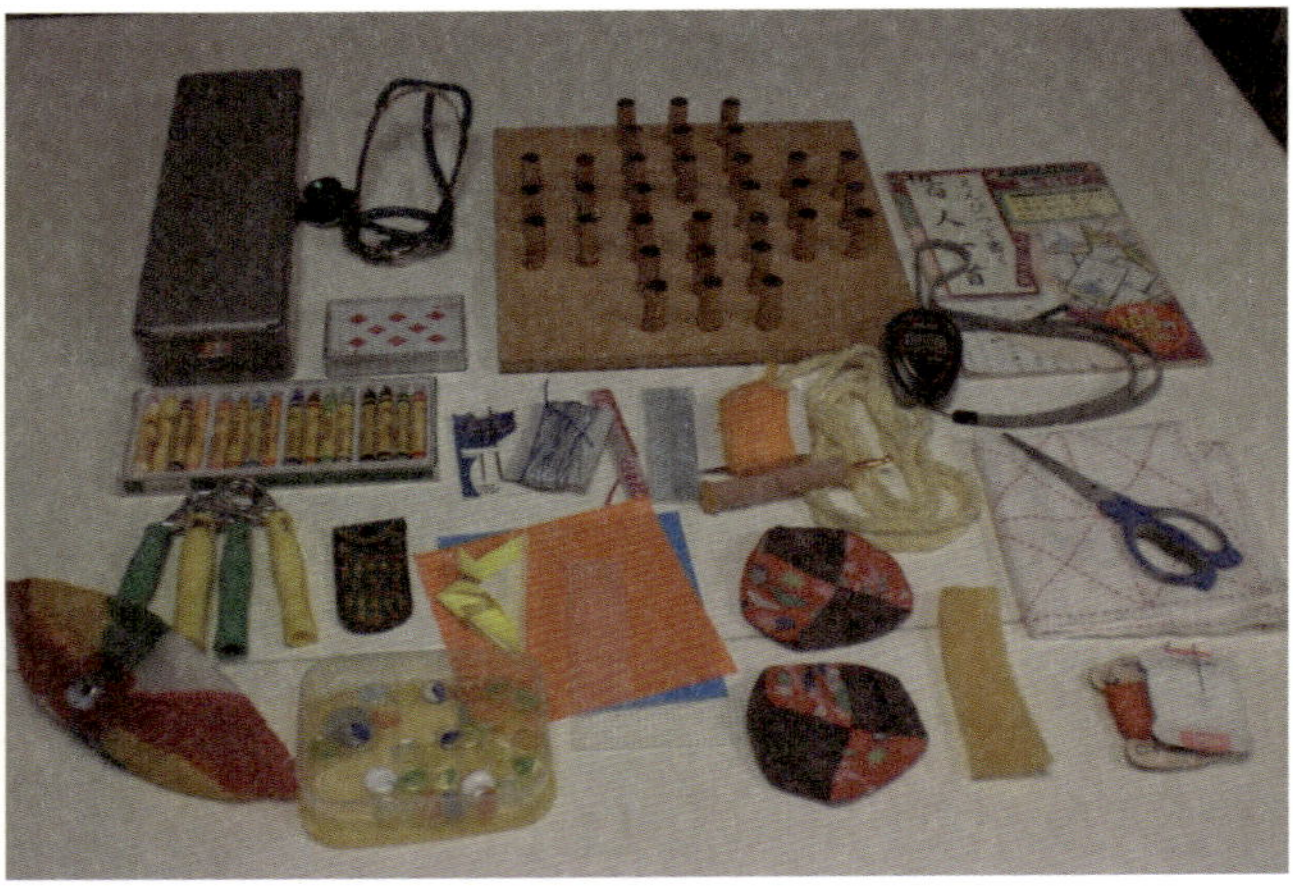
図 3-2 訪問リハで持参した道具や材料

別の事例では、新規利用者を受け入れるにあたって、ケアマネと相談し、訪問リハに作業療法士を入れてもらった。これでうまく連携できると思い嬉しかった。少したって利用者からクレームが出た。訪問の担当者が年中変わるので嫌だというのである。それは事業所の方針だという。マッサージのように、毎回同じ内容の訓練をするのならそれでもよいだろう。しかし、作業療法士の仕事はそうではないのでは、とその事業所の主任作業療法士に言ってみた。通所も一緒に開始しているので、家でなければできない作業療法をしてほしいともお願いした。それでもあまり良く伝わらないようだったので、実施して欲しい内容を列挙してお渡しした。洗濯をし、それを運び干す。洗濯ものを取り込み、畳んで箪笥に入れる。料理をレンジで温めて食卓に持ってくる、食器を洗う。外出の際の靴の着脱方法の確認や、鍵の保管場所と扱い方、エレベーター操作、コンビニでの買い物や支払など。いちいちお願いしなければならなかった。

徒手による訓練なら理学療法士の方が得意だし、マッサージなら理学療法士よりマッサージ師の方が得意であるのは言うまでもない。沢山の介護サービスが存在している現在、訪問リハは家でなければできないこと、家でこそできることをすべきである。そうした上でなお訪問し続ける必要のある利用者もいるだろう。例えば、ＡＬＳ（注２）のような進行性難病や癌末期のように状態変化に応じて行う訪問リハや、重度の利用者を自宅で介護している家族への支援などが考えられる。しかし、利用者の希望のまま、漫然と手足の訓練のために訪問をし続けるべきではない。沢山の介護サービス全体の仕組みの中で、他の事業者と連携しつつ、自分の係っている事業がどのような役割を果たせば、利用者にとって一番有効であるかを考えつつ仕事をしたいものである（図３-２）。

訪問リハの経験は、両親や姑の介護（後述）と同様、その後の機能訓練事業や通所介護事業での仕事の際、利用者の在宅での暮らしをより鮮明に現実的にイメージするのに役立った。

（注１）ケアマネージャー：介護保険法上は介護支援専門員という。介護保険制度において、介護や支援を必要とする者が適切なサービスを受けられるよう、介護サービス計画を作成し、サービスの実施にあたってサービス事業者の選択の支援を行い、実施状況を見守る。また、利用者負担分の給付管理などを一括して行う。

（注２）筋萎縮性側索硬化症のこと。運動神経（大脳からの運動の命令を筋肉まで伝える神経）が障害され、感覚神経や自律神経、脳機能などはほとんど障害されない進行性の神経変性疾患で、介護保険の特定疾患に指定されている。

機能訓練事業での取り組み

機能訓練事業は1982年に施行された老人保健法に基づく事業である。それより前、戦後の高度経済成長がピークに達していた1973年、田中角栄首相はその年を福祉元年と位置付けた。老人医療費は無料となった。就職したての私にとってそれはまだ遠い先の問題であったが、「老人になったら医療費がタダになるんだ」と、安心したのを記憶している。だがその後、法律はどんどん変化した。

1973年と1978年の第1次、第2次のオイルショックを機に経済成長は下降傾向に転じたが、高齢者のための医療費支出は増大する一方であった。このため高齢者福祉も、ただサービスを提供するのではなく、健康の増進や自立の奨励を図る方向へ大きく舵をきることになった。この流れの中で1982年の老人保健法が施行され、老人医療費は一部自己負担となり、さらには健康増進のための、「機能訓練事業」が開始されたのである。

老人保健法上の機能訓練は「当該市町村に居住する40歳以上の、疾病や負傷等により心身機能が低下している者に対し、その維持回復を図り、日常生活の自立を助けるために行われる訓練」とされていた。特別養護老人ホームや保健所で行われたが、一部では理学療法士や作業療法士も参加していたもようである。知人の作業療法士の中には特別養護老人ホームの常勤として働いている人もいた。

◆F市での機能訓練事業

私が機能訓練事業に参加したのは1988年のことである。と言っても、当時の私は法制上のことは知らなかった。息子が幼稚園に通うようになり、週1回、半日くらいなら働けると思い、就職先を探した。どういう経緯でF市に働き口を見つけたのかは覚えていないが、小金井市から電車で1時間ばかりの所にある、市が直接運営する事業で雇ってくれた。それは公民館を使って行われていた。市の常勤の保健師数名が担当する週2回の通所事業で、そこに非常勤の理学療法士が雇われていた。2回とも同じ理学療法士が担当していたが、彼の都合で1回を私が担当することになったのだった。利用者は10数名で、市の車で送迎されており、午前中の2時間程度実施されていた。私はあらかじめ市が用意した場と利用者、担当保健師など全ての状況を考えて、作業療法の内容や方法を決めていった。養育院時代、デイホスピタルの運営や認知症の集団訓練を担当していた経験が生きたと思う。そこでも私の方法は保健師たちに面白がられ、彼女たちはすすんで協力してくれた。もちろん、体操だけでなく作業活動も導入した。

利用者の疾病や障害は様々であった。詳しくは覚えていないが、脳血管障害による片麻痺、リウマチによる関節の障害、脊髄小脳変性症、骨折による大腿骨頚部骨折、変形性股関節症や膝関節症などであった。

市の保健師たちは、それまで機能訓練と言えば運動を中心とした、理学療法的な訓練のみをイメージしていたようである。そこへ作業療法士がやってきたわけだが、「何をするのだろう」と好意的に見守ってくれた。保健師という仕事がら、看護を地域の社会生活の中でとらえるという意識が根底にあったためと推測される。個別の歩行訓練や、徒手による上下肢のストレッチなどは別の日の理学療法士が行うので、私はできるだけ作業活動を取り入れたいと思った。もちろんそのための材料や道具は用意されてはいなかった。しかし、機能訓練事業用の予算があり、高価な物でなければ買ってもらえた。最初は折り紙や貼り絵、鉤針編みやまくらめ、合唱、習字など比較的安価で簡単に手に入れられる作業を行った。はさみや糊、模造紙やマジックなどは保健師たちが公民館の事務室から持ってきてくれた。ビーチボールやビニールボールなども用意してくれた。必要なものは私が買っていってお金をもらうということも認めてくれた。予算は年間1万円位だったと思う。利用者自身のものになる作品については、利用者から材料費をもらった。

2時間のプログラム内容は、基本的に現在「涼風」でやっていることと変わらない。小さめの脱衣籠を人数分用意し、利用者の名前を貼り、持ち物入れとした。各自の途中作品も入れてあり、来所時は自己管理をしてもらった。それまでは保健師たちが管理していたことである。公民館という場所ではあるが、ささやかでも所属感を持ち、自分で管理してもらいたいと思って提案した所、保健師たちはその意図を良く汲んで用意してくれた。バイタルチェックも保健師のいる場に自分から出向き実施してもらった。バイタルチェックをしている間に、私はそれぞれの機能面の様子を拝見し、相談にのった。それが済むと全員でストレッチなどの体操を行った。ビーチボールやビニールボール、お手玉などを使っての手足の運動や簡単なゲームも取り入れた。最後の30分程度を使って、できる範囲でお好みの作業も行った。同時に数種類の作業をやったが、簡単な作業なので保健師たちは手分けして、利用者を見守り、時に手伝ってくれた。

季節に合わせた行事も提案した。行事には家族もお呼びした。保健師たちは「それは面白そう」といつも大変協力的だった。私の提案をさらに膨らませてくれさえした。盆踊りには浴衣や帯を用意してくれた。近くの商店街から借りて来てくれたのである。自分の浴衣を持参する利用者もいた。着付けや化粧は私と保健師で行ったが、家族も協力してくれた。私はもちろん、その他のスタッフも浴衣姿で、炭坑節や東京音頭を踊った。立てる人は立って、椅子に座ったままで踊る人もいた。風船釣りや割り箸で作った輪ゴムピストルでの射的など、お孫さんと一緒に利用者も楽しんだ。当日の準備のために、それ以前から割り箸ピストルを作ったり、盆踊りの練習をしたりといった作業活動も行った。運動会と称して、玉入れや車いす競技、ボール送りなども行った。スタッフや家族も力一杯楽しめる物を考え、皆本気で戦った。そこには利用者とそれを見守る人という区分けはなく、一緒になって楽しんだ。ここでもクリスマスダンスパーティーを行った。皆さんおめかしして来所された。口にくわえた楊枝で輪ゴム送りをするなど、きわどいゲームも大人気だった。

外出行事まではできなかったが、周囲に桜の木が沢山あり、建物の周囲を散歩する程度のお花見をし、皆で作った簡単混ぜ寿司を食べたこともある。このように、限られた場や時間であっても、できる作業活動は沢山ある。そうした作業活動を工夫し進めていくことで、利用者は生き生きとしてくる。こうした利用者の生き生きとした姿を見ることができるのは、まさに作業活動の持つ力のお蔭だと思った。機能訓練＝運動という図式ではなく、リハビリテーションを目指した機能訓練の一つとして、作業療法が果たす役割は大きかった。

◆桜町高齢者在宅サービスセンターの機能訓練事業

F市での仕事は、理解のある保健師たちと共に楽しくできたが、姑の体調が悪くなるとともに、何かあったらすぐに帰宅できる市内の事業所に勤めたいと思い始めていた。当時、姑は脊柱の変形により歩行がつらくなっていた。一人で外出することが難しくなっていたため、通所での訓練を勧め、しぶる姑を連れて桜町高齢者在宅サービスセンターを見学した。結局、姑は数回通所したのみで「行きたくない」と辞めた。姑の機能低下が進み、家での入浴介助が私一人では困難になり、センターの入浴サービスを依頼した。家族が付き添わなければならないのが大変だったが、センターの車での送迎があり、センターの入浴設備を利用して入浴させてもらえた。そこで、当時は通所介護の管理者だった社会福祉士の三浦和行氏に出会ったのである。待ち時間に彼と話をする機会もあった。彼との出会いが、その後、地域での私の仕事を広げてくれることになった。

桜町高齢者在宅サービスセンターが開設したのは1990年のことで、ここに在宅介護支援センター(注3)と「老人デイサービス」事業(通所)、通所入浴サービス(注4)、「機能訓練事業」が設置されていた。先のご縁で、私は三浦氏に「ここで働かせてもらえないか」と頼んだ。老問研とのつながりがあった三浦氏は快く引き受けてくれた。1992年秋、私はF市の仕事を辞し、桜町高齢者在宅サービスセンターの「機能訓練事業」の非常勤として週2回、各半日勤務することになった。老問研からの月1回の訪問リハは継続して行っていた。

ここの機能訓練は、デイサービスの広いスペースの一角で行われていた。10人程度が参加していたと思う。市への申し込みで、機能訓練が必要と認められると利用ができた。デイサービスの利用者も訓練が必要と認められると参加できた。デイサービスの利用者でなくても、必要な人には送迎が付いた。月~金曜日の午前と午後、土曜日の午前の各2時間、11コマが用意されており、常勤の看護師が1名と専属の介護職員が1名担当していた。理学療法士と作業療法士は非常勤で曜日別に数名が担当しており、その一人が私なのだった。

それから20年、最後は常勤のような顔をして働いていたが、最初の数年はいつ辞めようかと悶々としていた。後にセンター長になった三浦氏も、「いつ辞めると言い出すか、心配していた」という。そんな私に三浦氏は、1986年東京都衛生局発行の「機能訓練マニュアル」(注5)を渡してくれた。それを読むうちに私は、遅まきながら、自分の仕事が法律の中に決められた仕事であることを意識するようになった。私の担当は月曜日と水曜日の午前だった。

桜町センターでの機能訓練事業は、F市のような単独の機能訓練事業と違って、センターの中での一事業であったため、それぞれに予算立てがしてあり、文房具一つ借りるのも難しかった。何かをやろうとすると「ちょっと待ってください」と言われることが多かった。決められた場所と時間で、決められた利用者に体操や歩行訓練、ストレッチ、多少のゲームなどをやっていれば、「先生」と呼ばれながら非常勤としての仕事は成り立っていたかもしれない。しかし、私にはそうした仕事の仕方はできなかった。私には「作業療法士なのだ」という意識がいつも強くあった。血圧ひとつ取ってみても、上(収縮期血圧)が140以上なら、「先生、Yさんは今日血圧が高いので訓練はお休みにしてください」と常勤の看護師が言ってくるのである。最初のうちは「そうですか」とおとなしく従っていた。しかし、少し動いて血流が良くなれば血圧は下がってくることが多いことは分かっていた。「まず少しやらせてください。その上で血圧を再度測ってさらに上がるようなら休みましょう」と提案するようにした。ほとんどの利用者はそれで訓練に参加できた。軽い動作で血圧がひどく上がるようなら、それは医師に相談する話だと看護師に伝えた。また、デイサービス事業ではそれなりに手芸や工芸の材料や道具が揃っていた。しかし、それらを勝手に使うことはできなかった。目の前に材料や道具があるのに使えないことにストレスがたまっていった。

更に、デイサービスの一角でやっているので、機能訓練事業利用者以外の利用者の状態や、介護士たちの利用者への対応も良く見えるのである。送迎での車への乗降や靴・コートの着脱、歩行介助など様々なことが気にかかった。つい口を出したくなり、それとなくアドバイスしたが、介護士たちにはそうしたＡＤＬ上のアドバイスが作業療法士の仕事だという認識はあまりないようだった。したがって、「石井は機能訓練事業の担当者である。デイサービスの利用者の状態は私たちがよく分かっているのに、余計なおせっかいだ」と思われてしまうこともあった。気のせいだったかもしれないが、私がそう感じる場面が時々あった。

ある日、機能訓練事業利用者の女性が衝撃的なことを言った。「私は今まで一人暮らしで、それなりに自分のことは自分でやってきた。少し足が悪くなってセンターに通うようになったら、何だかとても具合が悪い人のように思えてきた。職員の皆さんが色々手伝ってくれるので」と。また別の日、利用者のコートを脱ぐ手伝いをしている介護士と目が合った。「あら、石井先生が見ているから、今日はお手伝い出来ないの。ごめんなさい」と言って、手伝いを止めたのである。デイサービスには日中の一日の中に沢山の訓練要素がある。楽しく過ごすべき一日を「訓練！訓練！」というのは好まないが、少し利用者の動きに注意して、利用者自らができるように支援する方法への知識があったら、利用者は有意義な一日を過ごすことができるのにと思った。歩行介助一つ、ただ手引きをすれば良いのではない。片麻痺の利用者の麻痺側の手を取って一緒に歩く場合、利用者の歩幅や左右の足の出とは無関係に介護者が歩いたら、介護者の重心の動きが手を伝わって利用者の重心の動きを乱すことになる。利用者の動きに合わせて介護者が同じように歩を進めれば、利用者の重心の動きとぴったり合い、利用者は安心して歩を進められると同時に、1人で歩く感覚も身についてくる。気が付くたびに、そうしたことをデイサービスのスタッフに話してはいたものの、デイサービスの介護の基本である、「よく気が付き、何でもしてあげることが良い介護である」という介護士の親切心を変えることは難しかった。そこで「利用者がやれることを取らないでください」とお願いするようになった。

思うように機能訓練の場を作っていけないことや、周囲の介護方法や行事のあり方への疑問などが重なり、「ここではやっていけないな～」と日々思うようになっていった。そんな愚痴を三浦氏はよく聞いてくれた。様々な福祉関係の情報も伝えてくれた。また、彼はセンターの仕事を日々こなすだけではなく、福祉の歴史の中で自分の仕事を考えている人であった。自分で戦後の高齢者福祉施策の年表を作って、センターの将来の計画を立てていた。その表を私にも見せてくれ、高齢者福祉のあり方について色々議論をすることも楽しい一時であった。老問研がしていた訪問リハをセンターの委託事業として引き継いでほしいという私のお願いもそんな中から発せられた。その結果、1996年からはここで機能訓練と訪問リハの両方を私が受け持つことになり、辞める場合ではなくなった。そのころから、社会福祉協議会や、老問研の研修などの講師を頼まれるようになったことも、センターで仕事を続ける力になっていたと思う。

（注3）1989年の高齢者保健福祉推進10ヶ年戦略（ゴールドプラン）によって創設され、1990年から制度が発足した。発足と同時に桜町センターにこれが開設された。法的根拠は地域における老人福祉法に言う、「在宅において介護を受ける高齢者やその介護者に対する相談援助を総合的に行う施設」である。市の直営もあるが、ほとんどが社会福祉法人や社会福祉協議会への委託である。介護保険制度の開始と共に、その業務内容はケアプラン作成に移行していった。2006年からは地域包括支援センターが創設され、小金井市の4在宅介護支援センターは地域包括支援センターに移行したが、地域によっては地域包括支援センターのブランチとして在宅介護支援センターが存続しているところもある。

（注4）1981年、老問研の依頼で桜町病院の入浴施設を使って開始されたサービスで、当時は桜町病院のボランティア的なサービスであった。桜町高齢者在宅サービスセンターの開設と共に、桜町病院での通所入浴サービスもここに移転し、老人福祉法下のサービスとなり、委託費がついた

（注5）1986年東京都衛生局発行の機能訓練事業を総括した冊子。機能訓練を地域リハビリテーションを目指すための保険事業と位置付け、その進め方や内容について大変詳しく書かれている。30年前の冊子であるが、、機能訓練は運動やＡＤＬ訓練のみを指すのではなく、社会的存在として地域で自立した生活をしていくことを目指すための訓練であることが繰り返し述べられている。

機能訓練事業の発展的解消

1997年に介護保険法が制定され、行政当局の介護保険制度開始への準備が始まった。高齢者の機能訓練は介護保険制度内の事業に移行し、老人保健法上の機能訓練事業は役割を終える見通しとなった。結果は2005年まで5年間延長されたが、いずれ終了になることは目に見えて

いた。当然、私のセンターでの仕事も終了になると思っていた。そこで、その当時やっていた訓練をどう引き継いでいくかが私の課題となった。1997年1月に行われた老問研の講習会での私のレジュメ「桜町高齢者在宅サービスセンターにおける機能訓練」には、当時私がやっていた機能訓練の内容が書かれている。

それは、F市でやっていたものを引継ぎ、やや進化させたものである。主な変化点は、利用者各人の基本的訓練プログラムを個別に立てるようになったことと、それを個々に実施してもらう時間を作ったこと、そして外出行事をするようになったことである。もちろんそれまで通り、グループでの体操やゲーム、個別の作業活動も行った。「機能訓練」の目的としては、「自分の障害を理解し、慣れ、今ある力を最大限に発揮してもらう」「心身機能の維持向上」「環境整備を含むADLの向上」「地域資源の利用など社会性の拡大」の4点を挙げている。

後継事業の担当者たちに、最低限、〝利用者の機能〟に目を向けてもらうにはどうすればよいかも課題であった。そこで清瀬のリハビリテーション学院の同級生である理学療法士、加藤はる江に相談した。加藤もセンターの機能訓練を1コマ担当していた。その結果、二人で作ったのが「お楽しみ測定」(後述)である。2003年のことであった。これは〝高齢者のための心身機能の簡易測定〟であるが、その後私自身も頻繁に用い、デイサービスの基本ツールのひとつと言ってよいものになった。

介護保険制度が始まると、ケアマネにより、「要介護」と認定された人びとに、通所リハビリや訪問リハビリ、通所介護、訪問介護、福祉用具などを利用するケアプランが提案されるようになった。介護保険サービスではなく、機能訓練事業の継続的利用を希望する利用者は相変わらずいたが、いずれ終了する事業であることを伝え、個別に終了目標を定め、利用者の希望に沿いつつ通所介護や通所リハビリに移行していただいた。残ったのは介護保険制度にのらない65歳未満の障害者や、要介護非該当の人たちであった。5年の間に、65歳以上になった人から要介護認定を受けてもらい、介護保険制度内サービスに移ってもらった。

そして、介護保険非該当者で機能訓練が必要と思われる高齢者が残っていった。しかし、いつまでも機能維持を目的に事業を継続することは利用者の自立支援とはならない。そこで2004年度から準備をし、2005年度には最初の自主グループを立ち上げた。私のアナウンスが入った体操のカセットテープを作成し、プログラムを組み、自主的に運営するグループを作った。センター近くの集合住宅の集会室を借り、月2回実施することになった。利用者の中にそこの住民がいたことで場所を確保することができた。自主グループと言っても、月1回は私や看護師が顔を出し、様子を見守った。また、年2回は「お楽しみ測定」を実施し、結果をお渡しした。その結果により、再度、機能訓練事業に戻ってもらったり、要介護認定を受けてもらったりもした。こうして、ささやかではあるが切れ目のない流れができた。

介護予防への動き

更に、2005年になると東京都から介護予防重視の通達があり、「介護予防マネジメント機能強化事業」の推進が求められた。頼まれたわけではなかったが、それまでの機能訓練事業をどのように転換していくかに関心があった私は、三浦センター長と相談し、在宅介護支援センターの職員と協力しつつ、私なりに必要と思う〝介護予防マネジメント機能を強化する仕事〟を行うことにした。そして約1年後、2006年度からの介護予防事業に役立ててもらいたいと思い、報告書を市役所に提出した（音沙汰は何もなかったが）。

報告の主要点のひとつは、予防事業の対象を選ぶ評価様式として何がよいかに関するものである。東京都はすでに東京都老人総合研究所（当時）が作成した「おたっしゃ21」(注6)を推奨する方向に動き始めていた。

私は桜町センターの機能訓練事業参加者などの100人にそれを実施し、妥当性を検証してみた。少し遅れて厚生労働省より提案された「基本チェックリスト」(注7)も実施し、さらに私と加藤の「お楽しみ測定」も加え、結局3つの評価様式を比較した。結果は「おたっしゃ21」ではほとんどの対象者が介護予防が必要であると判定されてしまい、「基本チェックリスト」では介護予防が必要とされる人はほとんど抽出されないというものであった（後に、対象者選定のための数値に変更が加えられ、ある程度介護予防対象者の選定ができるようになったが）。特に、両評価様式とも自己評価であるため、認知症を疑われる対象者については、かえってそのリスクが抽出されにくいという結果になった。自分の認知面の状態をよく把握できないのが認知症の特徴であるから、自己評価による認知症リスクの抽出には意味がないと思われた。その点、「お楽しみ測定」は測定であり、自己評価ではないため、その人の弱い部分や強い部分を客観的に示すことができ、対象者が自分の状態を知って、介護予防に役立てることができる。ただ、測定に手間と時間がかかることが、多人数・短時間の実施に向かないと思われた。しかし、介護予防教室で使うには、効果判定を含めた評価様式として、使い勝手の良いものであると再確認できた。

もうひとつは、社会資源の問題である。評価方法の検討のかたわら、小金井市内にある介護予防に使えそうな社会資源をまとめた。介護予防のための事業を導入事業、重点事業、補助事業と3分類して一覧表を作り、それぞれをパンフレットのようなものにまとめた。私は市が開催する機能訓練委託事業者を集めての会議に、この一覧表や評価様式の検討資料、自主グループ（補助事業に分類）の作成経過のまとめなどを提出し、それによって機能訓練事業の質の向上に貢献したいと思った。しかし、その会議の場は、内容の検討よりは、今後の委託先や委託費の話し合いが主であった。同じ対象者を繰り返し参加者としている事業所がほとんどだったので、利用者が自主的に動くようになるまでを目的とするという意識は少ないように思えた。市の担当者も「桜町センターだけ特別扱いすることはできない」と言い、私の提案を受けて、他の事業所に働きかけるということはなかった。

しかし、前記の作業をしたことにより、2006年度からの桜町センターの「地域支援事業」はスムーズに出発させることができた。報告書が功を奏したか否か定かではないが、市からの地域支援事業委託費も大幅に増えたとのことであった。私の立場は非常勤であったため、勤務時間内にこなせた仕事ではなかったが、センター長の三浦氏は快くそれを仕事として認めてくれ、2006年度からは年俸制で私を雇ってくれた。年俸と言っても、非常勤の1年間の勤務時間に単価を掛けたものを12カ月で割って月給として支払ってくれたのだが、それによって、決められた非常勤の時間帯以外の時間も勤務時間として認められるようになり、大手を振って、通所介護や新設の介護予防通所介護へも係ることができるようになったのである。また、これ以降はセンター長と一緒に市役所との会議へも出席できるようになった。

2006年の介護保険の改正は、介護給付費の高騰もあり、介護予防に焦点を当てた改正となった。改正の主な内容は、要〝支援〟者のための「介護予防」という枠組みが新たにできたことである。今までは「通所介護」という枠ひとつだったのが、「介護予防通所介護」と「通所介護」という二つの枠組みになったのである。それは通所介護に限らず、介護保険サービスのほぼ全域にかかわる区分となった。たとえば、「介護予防訪問介護」と「訪問介護」というように。また「要介護1」の一部は「要支援2」に、今までの「要支援」は「要支援1」に変わることになった。要支援者は介護されるのではなく、介護者の力を借りつつも自ら介護予防を行うことが求められるようになったのである。さらなる施策としては、要支援の前段階にある人たちを対象とした「地域支援事業」が立ち上げられ、「介護予防教室」が実施されることになった。こうしてセンターの機能訓練事業は、地域支援事業となることで発展的に解消され、私の仕事も、地域支援事業へと移行することになった。

（注6）2005年に東京都老人総合研究所より発表された、介護予防対象者抽出のための様式。18の質問項目と3測定（握力、片足立ち、5m歩行速度）から成り立っており、介護予防リスクである虚弱、転倒、失禁、軽痴呆（軽度認知症）の状態が表示される。

（注7）２００５年に厚生労働省が作成した、介護予防対象者抽出のための様式。25の質問項目からなり、５つのカテゴリーからなっている。暮らしぶりその1、運動器関係、栄養と口腔機能の関係、暮らしぶりその2、こころに関する質問からなっており、それぞれの項目ごとに一定以上の点数が付くと、介護予防対象者として地域支援事業が継用できるようになる。今年度より開始された「日常生活支援総合事業」の対象者の抽出にも、この様式が使われることになった。

「お楽しみ測定」とは

介護保険法下の機能訓練事業は、配置基準として理学療法士等の配置（注8）が必須となったが同時に、生活相談員や介護職員と共同して機能訓練計画書を作成することが求められるようになった。共同するとなると、関係者全員が機能訓練の内容についてお互いに共通の指標や目標を持つことができなければならない。療法士が使う評価用紙や専門用語では通用しない。

その評価測定をすることで、利用者のどういう機能に注目すれば日常生活が上手く送れるかを推測させ、自然と訓練目標や内容が見えてくるものを作りたかった。しかも、多職種の職員が多くの利用者の測定をするためには、それほど熟練した技術もいらず、特別な道具も使わず手作りできるもので測定でき、短時間でできることが必要であった。

また、通所介護には様々な障害を持った高齢者が存在しているので、そうした人すべてに対応できるものでなければならない。たとえば、聴覚障害や視覚障害を持つ人、車いすや歩行器を使っている人、認知機能が低下している人、片麻痺の人等々。そうしたことを考え抜いて作ったのが「お楽しみ測定表（表3-1）」である。多職種が対象者の自立支援という目標に向かって働く際の共通の指標になればと思った。

このことは機能訓練の主役である利用者にも当てはまる。よりよく生活していくために、自分の心身機能の強い点や弱い点が浮かび上がり、訓練や生活の目安となれば、それ自体が自立支援のためのツールになる。そのようなツールを作りたかった。

そうして、この測定を定期的に実施し、データを蓄積し、分析するようになれば、機能訓練が果たして有効に実施されているのか否かを検討することも可能になる。自分のやっていることが本当に役に立っているのかを、利用者個人についても、集団全体についても確認し、他職種にも提示しながら機能訓練を進めていきたいと思った。

加藤と二人で老人クラブ連合会や東京都老人総合研究所の資料を読みながら、長年の経験と知識に基づいて測定項目や数値を検討し、アウトラインを作っていった。項目はできるだけ少なく、それでいて機能の全体像を表せるものをと考えた。血圧、脈拍、身長、体重、呼気の長さ、1分間計算、カード正解数、握力、ペグ回転、体幹前屈、立ち上がり、片足立ち、5m歩行を選んだ。この13項目で、人が日常生活を送るのに必要なおおよその心身機能の状態を知ることができると考えた。

しかし、要介護の利用者にはこれで十分であったが、要支援の利用者や地域支援事業に参加する比較的元気な利用者には、何か物足りない気がした。この13項目で推測できるのは室内での自立状態であるから、外出に必要な項目をもう少し加えたほうが良いと考えた。そこで3分間歩行、段昇降、腹筋運動の3項目を加えた。

表 3-1　お楽しみ測定表

改訂版お楽しみ測定と標準値　(3)年目　　要介護(　)　要支援(1)　　デイステーション涼風2012年11月版

お名前　　　男・女　T・S　年　月　日生　84才

お楽しみ測定は〈元気のものさし〉です。元気でいるために〈今の自分を測ってみる〉というのがねらいです。標準はレベル3で、70歳の平均値(一人暮らし可能レベル)です。参考にして下さい。

	測定項目	2013年1月15日	標準値(5段階分類)						
1	血圧　／	mmHg	おおよそ 135／80mmHg						心臓の働きや、血管の状態の目安になります。
2	脈拍	回／1分	50～90回／1分						心臓の働き具合の目安になります。
3	身長　cm	BMI	～18.4やせ　18.5～24.9正常　22理想　25～肥満						標準体重に近く、大きな体重変化はないですか？体脂肪は体温を一定に保ち、外圧を吸収する利点がある一方、多いと心臓や足の関節の負担になり、動脈硬化や糖尿病の原因になるので、要注意です。
	体重　kg	(体重÷身長÷身長)	レベル	5	4	3	2	1	
4	呼気の長さ	秒		21秒以上	20～16	15～11	10～6	5～0	呼気の長さは肺の働きの目安になります。深い呼吸は全身に活力を与えると共に、風邪を引きにくくし、肺炎防止になります。
5	1分間計算	/50問中		35問以上	34～30	29～20	19～10	9～0	簡単な計算は脳の働きを活発にし、老化を防ぎます。
6	カード正解数	/7枚中		7枚	6～5	4～3	2～1	0	集中力や記憶力を高めると、脳が活発に働き、老化を防ぎます。
7	握力　右	kg		男37以上	36～28	27～19	18～10	9～0	握力は全身の筋力を推察できるといわれ、握力を鍛えると、上体の筋力も同時に強化されていきます。
8	左	kg		女29以上	28～22	21～15	14～8	7～0	
9	ペグ回転 30秒	/32本中		30本以上	29～23	22～16	15～9	8～0	手や指の動きが良くなると、掴む、持つ、書く、引き上げる等、生活に必要な動きがやり易くなります。
10	体幹前屈	長座位　cm		-15以下	(～指先) -14～0	1～15	16～30	31cm以上	体が柔らかいと生活動作がやり易くなり、又、腰痛予防になります。
11	立ち上がりcm	床・20・30・40・不可		0(床)	20	30	40	不可	椅子や便座からの立ち上がりができると、日常生活が楽です。
12	片足立ち	右・左　秒/1分		60秒	59～30	29～15	14～5	4～0	バランスがよいと転倒しにくくなります。
13	5m歩行	平行棒・杖・歩行器・車椅子 不可　秒		2.9秒以下	3～3.9	4～5.5	5.6～9	9.1秒以上 又は不可	歩行(移動)は自立の第一歩です。全身運動であり、体力を向上させます。
14	3分歩行	平行棒・杖・歩行器・車椅子 m		200m以上	199～150	149～100	99～50	49～0	足腰の筋力や持久力が高まり、バランスがよくなると、転倒しにくくなり、買い物や通院が楽になります。又、体力がつき、活動性が高まります。
15	段昇降	回/15秒		10回以上	9～7	6～4	3～1	0	
16	腹筋運動	回/15秒		男7以上	6～5	4～3	2～1	0	腹筋を強くすると、心肺機能を高め、腰痛予防になります。
				女5以上	4～3	2	1	0	

★1～13は全員が測定する　14～16は自立、又は要介護度の低い人用　　★あらかじめ測定不可能とわかる場合は11・13番は不可、その他は0と記す。

★レベル5－大変良い　4－良い　3－標準(70歳を想定)　2－少し訓練が必要　1－専門的な訓練が必要　★小数点以下(13番は小数点第2位以下)は切り捨て

表 3-2　お楽しみ測定結果のレーダーグラフ

お名前　　　　　　　様

No.	測定項目		単位	2012年1月 測定値	レベル	2012年4月 測定値	レベル	2012年7月 測定値	レベル	2012年10月 測定値	レベル	2013年1月 測定値	レベル
	測定日の年齢			83歳		83歳		83歳		83歳		84歳	
	測定日の介護度			支2		支2		支2		支2		支1	
1	血圧			153/98		143/78		123/66		144/77		146/84	
2	脈拍		回/1分	85		83		79		87		86	
	身長		cm	143		143		143		143		144	
3	体重		kg	58		58		59		58.5		58	
	BMI			28.4		28.4		28.9		28.8		28.2	
4	呼気の長さ		秒	15	3	10.36	2	11.8	3	24.8	5	26	5
5	1分間計算		/50問中	27	3	25	3	26	3	29	3	23	3
6	カード正解数		/7枚中	7	5	6	4	5	5	7	5	7	5
7	握力	右	kg	23.6	4	15.5	3	23.9	3	23.9	4	19.6	3
8		左	kg	23		16		23.4		21.9		21.5	
9	ペグ棒回転数		本/30秒	32	5	29	4	30	4	30	5	31	5
10	体幹前屈		cm	−2	4	−2	4	−2	4	−4	4	6	3
11	立ちあがり		cm	0	5	0	5	0	5	0	5	0	5
12	片足立ち		秒/1分	2	1	3	1	3.8	2	3.3	1	3.8	1
13	5m歩行		秒	5	3	5.25	3	6.2	2	6.6	2	5.8	2
14	3分歩行		m			129	3	124	3	121	3	115	3
15	段昇降		回/15秒	5	3	4	3	4	3	5	3	6	3
16	腹筋運動		回/15秒	8	5	5	5	5	5	6	5	4	4

注　14～16は要支援・自立レベル用
注　レベル5：大変良い　　レベル4：良い　　レベル3：標準（70歳を想定）
　　レベル2：少し訓練が必要　　レベル1：きちんとした訓練が必要

2013年1月

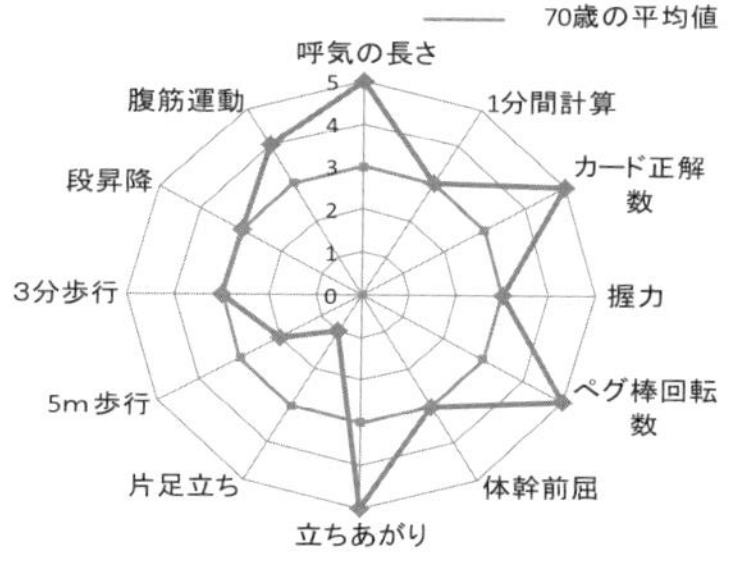

一口メモ

1. 身長は背骨がつぶれてきたり、椎間板が薄くなったり姿勢が悪いと低くなります。体幹や首の筋肉を鍛えましょう。

2. 体重の急な増減はないですか。健康のバロメーターです。

3. 血圧は高すぎても低すぎても問題です。上が150mmHg以上、110mmHg以下、下が90mmHg以上なら注意してください。

4. 測定結果はレベル3を目安にしてください。年齢にもよりますが、70歳前後でしたらレベル4になると余裕が出ますね。少しずつ筋力を高め、体と頭を良く動かしていきましょう。

それをＡ４紙1枚にまとめ関係職員で更に内容を詰めていった。その過程自体が職員との共同作業にもなった。それぞれの項目ごとにその測定が意味する内容を言葉にした。測定全体については、「お楽しみ測定は《元気のものさし》です。元気でいるために《今の自分を測ってみる》というのがねらいです。標準はレベル3で、70歳の平均値（一人暮らし可能レベル）です。参考にしてください。」とした。その測定項目の意味や効用を記すことによって、利用者や家族へのアピールになるとともに、職員に対し、機能訓練の意味づけや目標を示すことにもなると思った（表3-1）(注9)。

この用紙ができたところで、測定データから何を引き出し、読み取っていくかの検討に入った。まずは結果を、利用者が一目で理解しやすいように示す工夫を考えた。こうして、桜町センターの事務職員と相談して作成したのがレーダーグラフの図（表3-2）(注9)である。

この測定を利用者に実施する前に、職員全員でも測定を行った。ひとつひとつの測定の意味や効用を説明しながら、測定の方法を示していった。その過程で、床からの安全な立ち上がり方法や歩行介助の方法、手を使うときの姿勢の重要性などを伝えていった。視力が低下している人にはカードや数値を言葉で伝える事、５ｍ歩行はその利用者に適した補助具（平行棒、杖、歩行器、車いす）を使うことなどを説明した。その後、交代で検者と被検者となって測定した。ワイワイガヤガヤみんなで一生懸命測定した。時に笑い声や「負けた～」などの悔しそうな声も聞けた。大成功だと思った。職員が楽しんで一生懸命取り組める測定なら、利用者にとってもばかばかしいものではないはずである。やはり「お楽しみ測定」と名付けて良かったと思った。測定自体を楽しみ、測定結果を楽しみにするから「お楽しみ測定」なのである。

利用者の測定を始める前にも、測定の説明を、実演を交えながら利用者向けに実施した。曜日によって違う利用者が来ている通所介護では、ほぼ毎日説明する必要があった。桜町センターでは職員も曜日によって出勤日が異なる人もいたので、利用者と一緒に説明を聞いてもらった。こうした繰り返しの説明で、機能訓練の目標や内容が職員全体に行きわたっていった。

機能の測定と言うと、他事業所では機能訓練担当者と利用者が1対1で実施していることが多いようである。測定内容は握力や片足立ち、５m歩行の3項目程度のようである。これは都老研が「おたっしゃ21」の中で提案しているもので、身体機能の基本的な測定ではあるが、私は手の動きや認知面の項目も入れて初めて機能訓練を実施するための参考になると思った。

（注8）理学療法士、作業療法士、言語聴覚士、看護師（准看護士含む）、柔道整復師、あんまマッサージ師の6職種を指す
（注9）2つの図表は「涼風」を開設して3年目に修正したものであるが、元のものと内容は変わっていない。更に今年、エクセルファイル自体を更新したが、基本的な内容は変えていない。

私的な介護体験

当時の私は、隣県に住む両親の介護にも通っていた。アメリカから帰国しての1年間は就職しておらず、障害のある母の介護を父がしていたが、その手伝いに週1日通っていた。高齢者介護に多少の知識のあった私は、行政の手を借りることに躊躇はなかった。市役所に赴き、使えるサービスは何でも使ってと思ったが、あったのは訪問介護だけであった。もうすぐ老人デイサービス

ができるということを耳にし、開設を待って申し込んだ。第1号の利用者であった。当時はまだ要介護度というものはなかったため、ついでにと父も誘われて二人で通所することになった。週2回の訪問介護と週2日のデイサービス利用であったが、両親が他人の見守りのもと、昼食を食べ、日中を過ごせることで私は随分と安心した。その後、介護していた父が認知症となり、デイサービスやショートステイを利用することになった。両親の利用していたデイサービスは大きな社会福祉法人の経営で、特別養護老人ホームや総合病院も敷地内にあった。まだ認知症対応のグループホームはなく、父は認知症の進行と共に、同法人の病院（認知症専門の病棟）に入院することになった。数か月の後、父はそこで亡くなった。その後、母は同法人の特別養護老人ホームに入所した。

そうこうしているうちに、同居している姑の介護も始まった。少しだけ働いていた私は、働いている時間のすべてに訪問介護を利用した。現在ではありえないが、ヘルパーさんの顔を見て出勤し、帰宅するまでの時間ヘルパーさんにいてもらった。介護保険制度はまだ始まっていなかったので自費ではあるが、身体障害者手帳を持っていた姑の介護を担う私には、市から「お世話料」が幾分出ていて、それで賄うことができた。介護保険制度が始まる数年前から、姑は今でいう要介護4~5の状態だったが、2000年の介護保険法施行と同時に開設した特別養護老人ホームに入所することができた。自宅から車で5分程度の距離にあるホームにはほぼ毎日通い、隣県のホームにいる母の所への見舞いも毎週通ったが、自宅での待ったなしの介護をしていた時期に比べ、私の仕事に使える時間は格段に増えた。

両親と姑の介護について詳しく述べる余地はないが、彼らと私の子供たち、そして私自身の暮らしを何とか破綻させずに賄うために、その時々に必死で介護や医療サービスを探し、目いっぱい使わせてもらった。父が亡くなったのは介護保険制度が始まる数年前、母が亡くなったのは始まってすぐ、姑が亡くなったのは2006年の介護保険制度が大きく転換した時である。介護や医療サービスを沢山使っても介護は大変だったが、介護者としての家族の立場から介護や医療サービスを見、利用した経験は、仕事をしているなかから学んだより以上に、その後の私の仕事に役立っている。

1人の利用者の背景にすぐ家族の顔が浮かぶ。同居家族や通って介護をしている家族の状況が手に取るように想像できるのである。介護のキーパーソンになっている家族の子供たち（利用者の孫）の毎日はどうなっているのかと想像する。そして、まず家族の生活が少しでも楽になるよう、安心してもらえるよう何ができるかを考えるのである。また、様々な介護サービスをどう使ったら良いかも介護体験から想像しやすくなった。それらのことにより、家族やケアマネに、より現実的なアドバイスもできるようになっていると思う。介護事業というのは、目の前の利用者に対して行う事業であり、そのことによって報酬を得ているが、利用者の生活を考えるとき、背景にある家族の状況を無視しては成り立たないと思うのである。

新たな流れをつくるために

2006年の改正でできた「介護予防通所介護」は、今まであった要介護者のための「通所介護」と一緒に、一体的にやっても良いことになっており、ほとんどの施設はそれまで通りをやっていたようである。しかし私が勤めていたセンターではあえて2つを別にしてもらい、私と理学療法士の加藤の2人で担当させてもらった。場所も今まで通所介護の一角でやっていたのを、2階に移した。そしてそこに、できる限り利用者自身が自ら行う仕組みを作った。バイタルチェックやお茶入れ、個別機能訓練、経過記録なども利用者が行うように仕組みを作った。現在、涼風で行っている方式のひな形をそこに作ったのである。通所介護の利用者30人全員とそれに対する職員全員を相手に仕組みを変えるのは難しいことだったが、要介護度が軽い利用者10人程度と私を含む2~3名の職員の動き方を変えるのはそれほど難しいことではなかった。

「地域支援事業」も同じ方法をとった。「通所介護」の体制全体にかかわることはできなかったが、機能訓練の要素を取り入れたいくつかの仕組みを整えることはできた。こうしたことができたのは、私より後に就職した職員が多くなっていたことと、三浦センター長の後押しがあったこと、そして、2003年から「お楽しみ測定」をセンター全員の利用者に行っていたことによる。利用者の基本的な機能に着目することを、職員全員が少しずつ身に着けていけたからだと思っている。

こうしてセンターの中に、要介護になる前の高齢者から要介護状態にある高齢者までが利用で

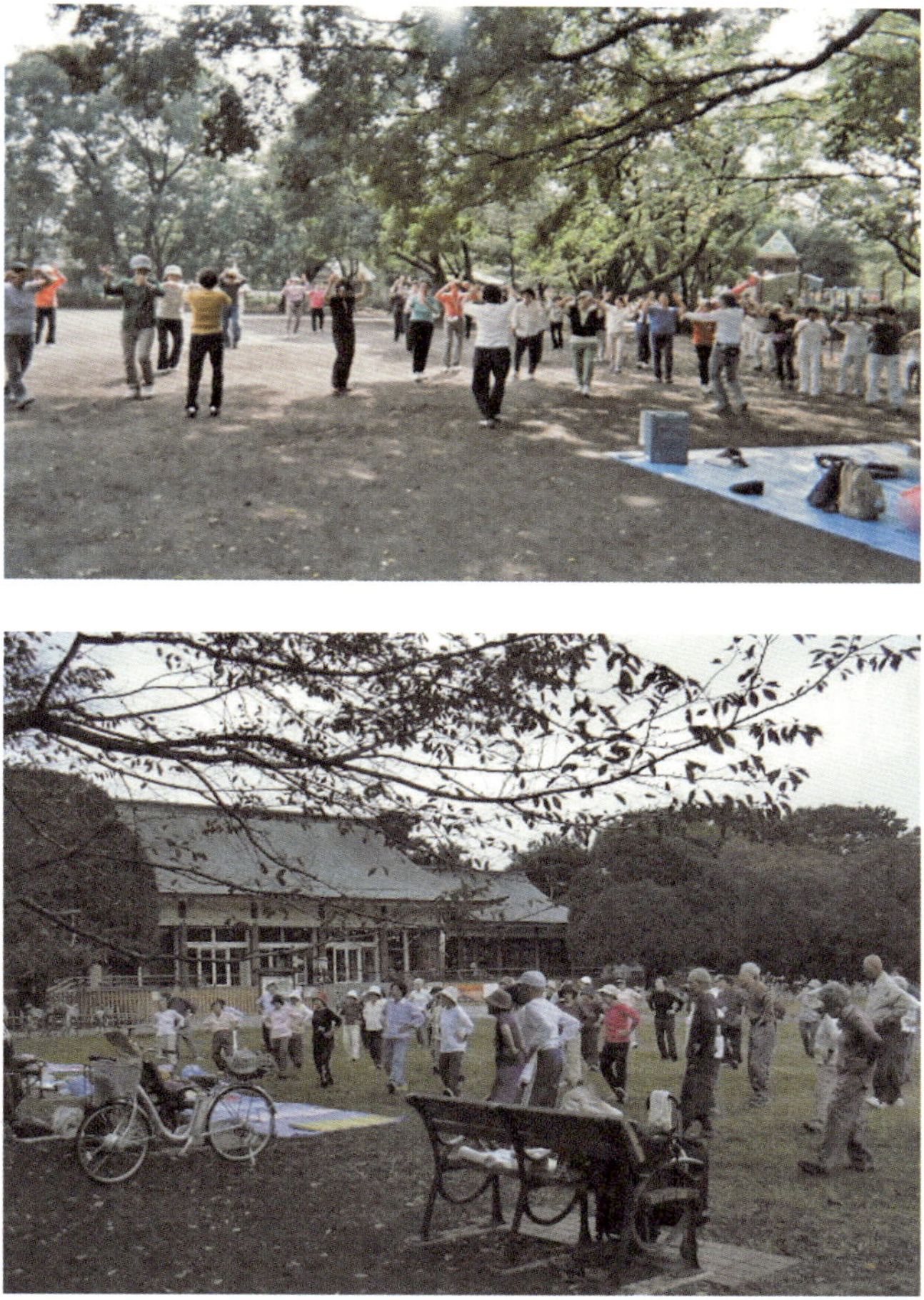

図 3-3　公園での「さくら体操」デモンストレーション

きる、サービスの流れを作ることができた。一番手前に自主グループを作ったことで、その流れの方向は一方向ではなくなったのである。改善すれば事業から外れるのではなく、継続して機能を維持できる自主グループがあり、何らかの原因で機能が低下すれば速やかに必要なサービスを受けることができる流れである。しかし、この流れはセンター内の流れである。地域全体の流れを作らなければならないと私は思い始めていた。

そんな時、行政（小金井市）から荒川方式（荒川区のころばん体操）を参考にして、市民が自主的に介護予防を行う仕組みと、小金井市独自の体操を作る話が持ち上がった。地域全体の流れを作りたいと思っていた私は喜んで参加した。そして2008年の1年をかけて首都大学東京の山田拓実教授（小金井市在住）を中心に、市内の理学療法士数名と市の介護福祉課の職員数名と一緒に「さくら体操」(注10)を作った。ほぼ毎月、市内の社会医療技術学院に集まって夜な夜な作ったのである。そして2009年、それまで市の地域支援事業を担っていた4事業所が管理することで「小金井さくら体操の会」は立ち上がった。桜町センターにはすでに自主グループがあったので、そのグループをまとめて「小金井さくら体操の会・桜町グループ」とすることができた。2010年には事業所の管理運営からはずし（事業所への委託費の節約になる）、4地域包括支援センターが受け持つことになった。そのコーディネーターを市の委託で私が引き受けた。地域包括支援センターは相談管理のみを行い、実施は利用者が自主的に行うことになった。コーディネーターの仕事も1年で終了とし、現在は市が養成している（講師の一人として私も参加している）介護予防リーダーを中心に「小金井さくら体操の会」は実施されている（図3-3）。

機能訓練事業の担当から始まった私の桜町センターでの仕事は、時代と共に変遷したが、基本は地域リハビリテーションの場の実現であったと思う。高齢者の様々な状況の変化に対応できるよう、切れ目のない場の流れを作ることであった。作業療法士として、高齢者の生活の質を念頭に、活動と参加に着目して交流の場を作ってきたのだった。

（注10）最近はやりのご当地体操の一つである。約20分の体操で、ストレッチ、自分の体重を使っての筋力強化、バランスや動きの向上を目指した運動が組み込まれている。小金井市の花である「さくら」を名前につけ、ナレーションや音楽にも「さくら」を使っている。また、小金井名物阿波踊りも入っているなど、小金井市を意識した作りになっている。ＤＶＤとＣＤが作られている。「小金井さくら体操の会」では、この他に、セラバンドによる筋力強化やストレッチのみのＤＶＤとＣＤが作られており、自主グループで使われている。

第4章

「涼風」の立ち上げ

「涼風」を作った理由

桜町高齢者在宅サービスセンターの定年は、当時63歳であった。私は非常勤なので必ずしも辞めなければならないことはなかったが、以前から職場の定年にあわせて辞めようと思っていた。組織には新陳代謝が必要だと思っていたからである。その準備として、三浦氏に次の作業療法士を募集してもらった。1名応募してくれたが、2009年度を一緒に働くことで徐々に引き継ぐことにした。

2006年から始まった予防通所介護の仕組みが順調に運営されるようになり、利用者の参加姿勢も随分と自主的になっていった。そこで以前の機能訓練事業のように、予防通所介護を1階で行うことにした。すると、通所介護の方に通っていた要介護の方々の一部から、「私たちもそういう訓練をやりたい」という希望が出た。予防通所介護の仕組みは通所介護でも同じようにできるものだが、それには職員の意識と働き方を更に変えなければならない。

2006年度から、通所介護にもいくつか新しい仕組みを作ってはいた。「全員体操」のなかに立ちあがり訓練を入れた。それも利用者に合わせて、自力でできる人、椅子につかまってできる人、手引きでできる人に区分けして行った。また、「グリッパー」(注1)も握力に合わせて負荷量を変えた。一日座ったきりで過ごさないために、全員の移動機能を評価し、それぞれに合う5か所の場を用意して午後の30分程度を使って訓練した。車いすから訓練台に移乗した後の横移動、平行棒移動、歩行器移動、杖歩行、段昇降を行うための5か所である。こうした区分けができたのも「お楽しみ測定」を継続的に行い、職員の中に『利用者の機能に目を向ける姿勢』ができていたことによると思われた。それぞれの場に職員を配置し見守りや介助を行った。

また、通所介護お決まりのレクリエーション活動もやり方を変えた。それまでは、ボランティアの先生による〝お習字〟がある時は全員を対象に習字が行われ、それをやりたくない一部の利用者は片隅で違うことをやっていた。それを利用者の希望を聞きつつ、同時に7～8種類の活動の場を用意することにし、お好きな活動を選んでもらうことにした。〝先生〟がいなくても、場を用意すれば利用者自身が十分一人で行うことができたし、職員の中には見守りや簡単な指導ができる人もいた。この方法によって「やりたいことがなくてつまらない」という利用者は少なくなった。しかし、一部のボランティアの先生方には評判が悪く、「それならやめます」という人も出た。それまでは場全体をボランティアの先生が管理できたものを、対象者が少なくなり不満だったようである。逆に、一部のボランティアの先生には評判が良かった。「本当にやりたい利用者さんが来てくれるのでやりがいがあります」と言ってくれた。職員には「やりたい気持ちがあって初めて作業活動には意味がある」と伝えたかったし、同時に、ボランティア頼みの活動ではなく、「利用者の希望を叶える仕事をするのが介護の仕事である」ことも伝えたかった。

通所介護計画書も心身機能に着目したものに作り替えた。新規の通所介護計画書は登録者90数名分を私が書いた。次の計画書を書くにあたって、マニュアルを作成し、介護職員全員に書き方の講習をし、分担して書いてもらうようにした。計画書を書く過程で、日々の介護のあり方も改善してくると思われた。しかし、自主的に動く利用者に個別に対応するためには、それ以上に職員のトレーニングが必要だった。もはや私には時間切れだった。要介護の利用者にも「こうすればもう少し良い対応ができるのに」という心残りがあった。心の片隅にあった「いつか丸ごと作業療法ができる通所介護施設を作りたい」という思いが、目を覚ました。

それでも年齢を考えると実行に移すのには躊躇があった。娘とは「小さい通所介護をやれるといいな〜」などよく話していた。そんなある日、「お母さん、空き家が見つかったよ」と犬の散歩から帰った娘が言った。それがまだ空き家ではなかった頃、この場所で開けたら良いとひそかに思っていた、南側に川があり緑が一杯の環境の良い場所である。すぐに見に行った。貼ってあった不動産屋に電話をし、なかを見せてもらった。少し直した程度では使えそうにもないほど荒れていた。しかし、その間取りを見ると、どのように直したらよいかのイメージが次々わいた。これはやるしかないと覚悟を決めた。娘はその前年まで役所の事務職として働いており、経理や給与の事務に詳しかった。また、息子は大病をして家で療養していた。彼は発症した時、訪問介護に従事しており、大病のなか、通信教育で社会福祉主事資格を取っていた。10人以下の「小規模通所介護」なら、とりあえず3人いれば基準を満たせる仕事だった。２００９年の秋、3人で本格的に「涼風」を立ち上げる準備を開始した。

一方、２００９年度に小金井市が立ち上げた「さくら体操の会」は、機能訓練事業を受託していた市内4事業所に運営が移されており、桜町センターの担当者は私だった。２０１０年には更に自主的なグループにしていくため、4地域包括支援センターが分担して管理し、リーダー(注2)を中心に運営することになった。私がそのコーディネーターを任され、２００９年度の実績を踏まえ、2010年度は自主グループを7か所に増やすことができた。コーディネーターの仕事を地域包括支援センターがうまく管理しやすいように、仕組みを作ることから始めた。参加者自らが記録していく出欠票を作成し、事業の流れのモデルを作り、血圧計やお手玉・ビーチボールなどの『さくら体操セット』を作るなどの準備をした。そのうえで、7か所を回って実施状況を確認し、リーダーからの相談に乗る、参加者の中に問題があれば地域包括支援センターの担当者に連絡する、年2回の測定結果とアンケートをまとめ、課題を整理し市や参加者に報告するなどを行った。涼風の初年度と重なったが、最初の半年は涼風も試運転の状態だったので、時間をやりくりすることができた。「さくら体操の会」は地域の高齢者を支える土台の活動であるが、行政が実施する場合、要介護度が付かない非該当の利用者を対象にするという限定が付いた。自分の通所介護施設を作れば、要介護度に縛られない、利用者の必要に応じた切れ目のないサービスが提供できると考えた。「涼風」を使って、そうした場も提供したいと思った。

2010年の通所介護開設を目指すことを決めた。

（注1）手で握り、握力強化トレーニングに使うもの。15kg、20kg、30kg、40kgを用意した。
（注2）小金井市が「さくら体操の会」の中心となるメンバーを、年1回、2週間程度養成するコースを作っており、そのコースを修了した市民をリーダーと呼んでいる。

資金の調達

「通所介護」を作りたいといっても、先立つものは資金である。年齢的には他人（銀行等）から借金をしてやるつもりはなかった。貯蓄の中でやりくりできる範囲で（ようするに老後の資金を取り崩すことになるのである）、とりあえず1，000万円を用意した。これを「涼風」の法人（「合同会社セルフクリエイト」と名前をつけた）が私から借りるのである。返済は1年後（最初の1年間は様子見）から毎月、10年をかけて行うこととした。そしてこの借入金を、開設の諸経費にあてた。

実際の支出は、建物の契約に70万円ほどかかり、改修費は約750万円となり、軽ワゴン車1台の購入に130万円を要した。送迎用のもう1台は最初自家用車を転用したのだが、その後利用者が増えたため、結局その年の秋には自家用車を廃車にし、新たに7人乗りの乗用車を200万円で購入した。その他、机や椅子、活動のための備品や道具、当初材料等の購入で200万円ほどかかった。この他にも会社設立のための事務費等こまごました出費があったと思う。このため法人の私からの借入金は最終的に1，000万円を越すことになった。

初期運営の資金（資本金）としては、役員（私と娘と息子）各自が200万円ずつを出しあい、計600万円とした。

しかし開業後半年間は、銀行に入金してあった600万円がどんどん減り、底をつくかと思った。「通所介護」の収入はほぼ全額が介護報酬（注3）であり、支出の大半は人件費である。介護報酬はサービスを提供した月の翌々月の下旬に支給されるので、最初の約3か月間は無収入のまま営業することになるのである。しかし、利用者が少しずつ増え、定員に近づくにつれ、預金残高は徐々に回復していった。

職員給与は、初年度は役員以外は非常勤とし、時間給とした。新聞の募集広告の案内を参考に時給の額を決めた。3年目からは常勤並みに働いてくれる職員2名を常勤にすることができた。常勤職員の給与体系は東京都公務員の給与体系を参考にした。

公的手続き

「涼風」開設を決心したとき、「小規模通所介護立ち上げマニュアル」といった類のマニュアル本を数冊買い、熟読した。そしてそれにしたがって準備を進め、通所介護施設の指定を受けるための手続きを行った。

2010年当時は、通所介護の指定は都道府県が行っており、東京都の場合は福祉保健局高齢社会対策部介護保険課がそれを担当していた。そのホームページを見れば「介護保険事業者指定のガイドブック」があり、それに従って作業を進めて行けばよかった。ガイドブックを読むだけ

（注3）介護サービスを利用する場合、そのサービスと利用者の要介護度により、利用料の額が決められている。サービスを提供した場合、その決められた額の9割が介護保険から、1割は利用者から介護報酬として事業所に支払われる。2015年8月より利用者によっては（一部高額所得者）2割を支払うことになった。

では心配だったので、相談窓口にも出向いた。申請書類はすべてホームページからダウンロードができ、記入したものを見てもらいに窓口を3回ほど訪ねたと思う。こうした作業を進めるにあたっては娘の事務能力が役に立った。私は通所介護でどのようなサービスをすべきかのノウハウは十分あったが、事業を立ち上げるとなるとそれに必要な様々な事務作業は初めてのことばかりだった。

介護事業は個人ではできないことは知っていた。法人を立てなければならないのである。どんな法人にするかを3人で考えた。通所介護以外に事業をしようと思っていたわけではないので、できる限り立ち上げるのも継続するのも簡単なものにしたいと思った。そこで合同会社（注4）という法人にした。その立ち上げマニュアルもCDになったものが売られており、書式もダウンロードできた。法人設立に必要な最初の仕事は法人の実印を作ることであった。法務局や労働基準監督局へ出向いたり、消防署や市役所を訪ねたり、3人で手分けをしてやったが、事務作業に必要な物品の調達や事務作業のすべてを娘がやり、私と息子で確認をするという状態で作業は進んだ。

4月1日を開設日として様々な準備をしたが、肝心の東京都からの指定通知書が届かないのである。「そういうものはぎりぎりに届くから大丈夫」という娘の言葉を信じて待っていたところ、本当に3月31日に指定通知書は届いたのである。「これがお役所仕事というものか」と再認識したものである。

「涼風」の目標

「涼風」を開設するに当たり、何を目指して運営していくのかを3人で議論した。

通所介護に通う高齢者は、何らかの障害や疾病をかかえている。そのために、日々の暮らしが滞り、何らかの支援（介護）を受けなければならない。人生の最終盤の大事な時期を、辛い思いで過ごすことが多くなる。そんな利用者に、少しでも楽しい気持ちで暮らして欲しいと思った。3人ともそれには異論はなかった。そこで、「涼風」の理念を「楽しく生ききる」とした。「生ききる」という言葉は、当然、死を連想させるが、死を意識することで、その日まで「楽しく生ききる」ことが具体的にイメージできると思った。そして、長い人生を、好むと好まざるとにかかわらず熱く生きてきた人々に、ようやく訪れた晩年の一時を、涼しい風のなか、さわやかな気分で過ごしてほしいという思いで「涼風」と名付けた。

「楽しく生ききる」ために、通所介護施設「涼風」でできることは何でもやりたいと思った。

まず第1に、利用者が今持っている心身機能の潜在能力を目一杯引き出すことである。そこで基本方針の1番目を「認知症を予防し、運動機能を維持向上させるお手伝いをします」とした。2番目には「他人との交流を活発にし、楽しく過ごすお手伝いをします」とした。〝お手伝いをす

（注4）2006年施行の「新会社法」で導入された新たな会社形態。株式会社と同様に出資者の責任は出資額までの有限でありながら、任意組合のように出資者以外でも定款で定めれば、利益や権限を配分できる。設立は1人でも可能。なお、合同会社の創設により、従来の有限会社制度は廃止され、会社の形態は「株式」「合同」「合弁」「合資」の4つになっている。

る〟という言葉にこだわった。あくまでも利用者が主体であることを強調したかった。「涼風」の名称を〝デイサービス〟とせず〝デイステーション〟としたのも、そのこだわりからである。日中、小集団の中で一緒に過ごしながら、サービスを受けるのではなく、様々な個性の他人と交流する小さなコミュニティーの中で、利用者自身が自分の力を発揮する場所を作りたかったのである。

基本方針の3番目と4番目には、利用者を支える環境を整えることを目指す内容を盛り込んだ。3番目は「利用者様とご家族が安心して暮らせるよう各種相談にのります」とした。長年、高齢者対象の仕事をしてきたので、医療面や社会資源の利用、家族関係の調整についての知識やノウハウはある程度蓄積していた。4番目には「施設内外との係わりを大切にし、地域の活性化に貢献します」とした。施設内とは職員間や利用者との関係、施設外とはケアマネジャーや他事業所、地域の民生委員、町内会長、近隣住民との係わりである。関係を大切にしつつ、地域に「涼風」が開いていることで、何かしら近隣住民の役に立つことをしたいと考えた。

建物の改修と備品の購入

建物の改修は大よその図面を書いたうえで、建設業者に依頼した。建設業者は自宅の建設の際に依頼した業者で、担当者は顔見知りの信頼のできる人だった。翌年の4月1日から開業するためには急がなければならなかった。12月に建物を借りる契約をし、1月から改修工事を始め、2

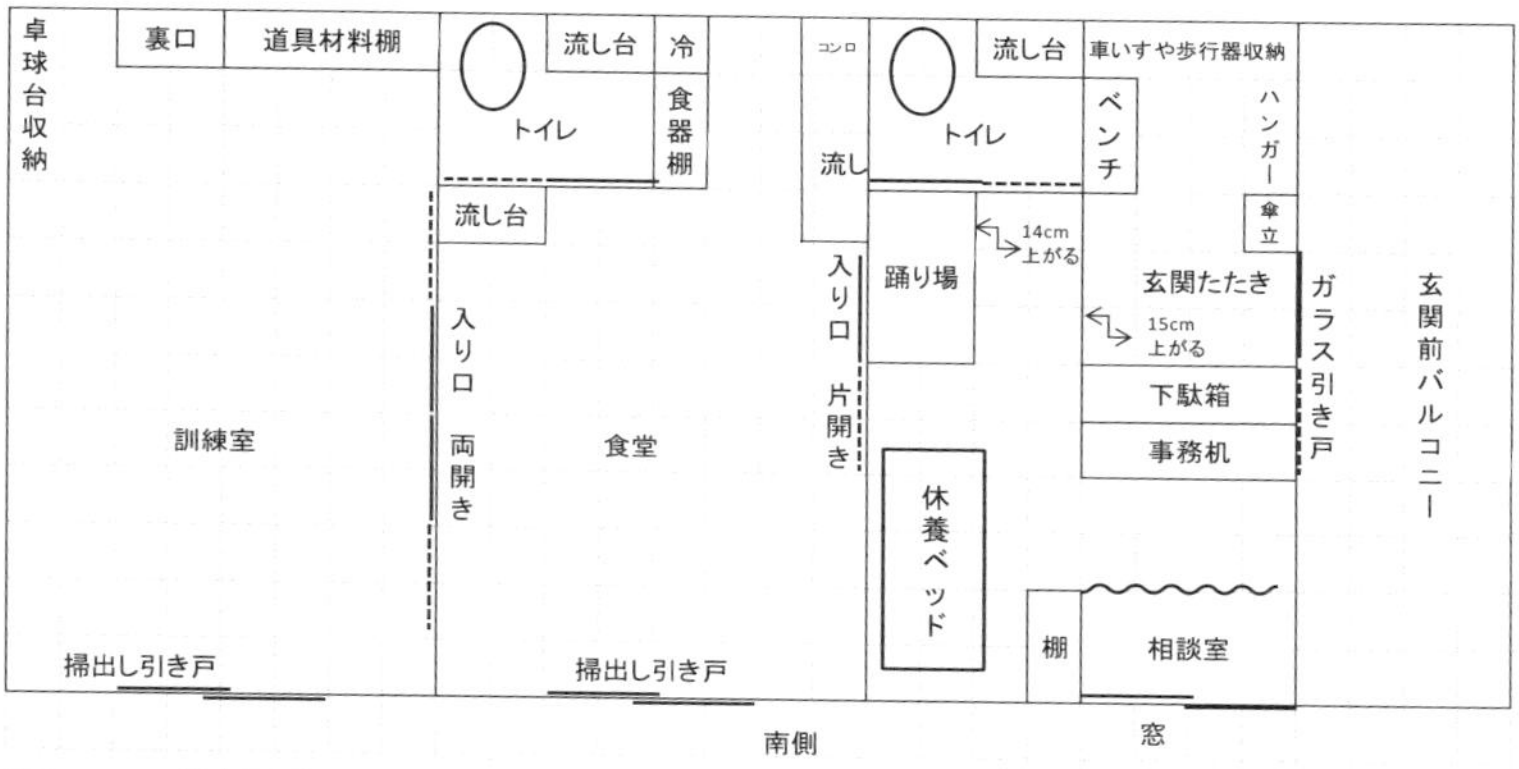

図 4-1 「涼風」の平面図

月一杯には完成と見通しを立てた。

建物の内部は、大変荒れていて、ちょっと改修したのでは営業できる状態ではなかった。しかし、そのことで全面改修することができ、建物の大枠以外は好きなように改修することができた。その借家は、元々店舗として作られたそうで、4m×6mの広さの部屋が横に三つ並んでおり、その空間を自由に区切ることができた（図4-1）。

南面には窓があったが、掃出し戸にし、庭やその向うの川と木々が良く見えるようにした。（図4-2）床を低く、天井を高くして縦空間を広くした。東面は道路に面した玄関口が一面のガラス張りとガラスの開き戸になっていたのでそのまま使うことにした。その後、重い開き戸は、開閉時、利用者の体を押して危険なことがわかり、ガラスの引き戸に変えた。（図4-3）工事費用が大分かかったが、リスクを回避するためには必要な出費だった。

比較的広い横並びの3部屋をどのように改修する

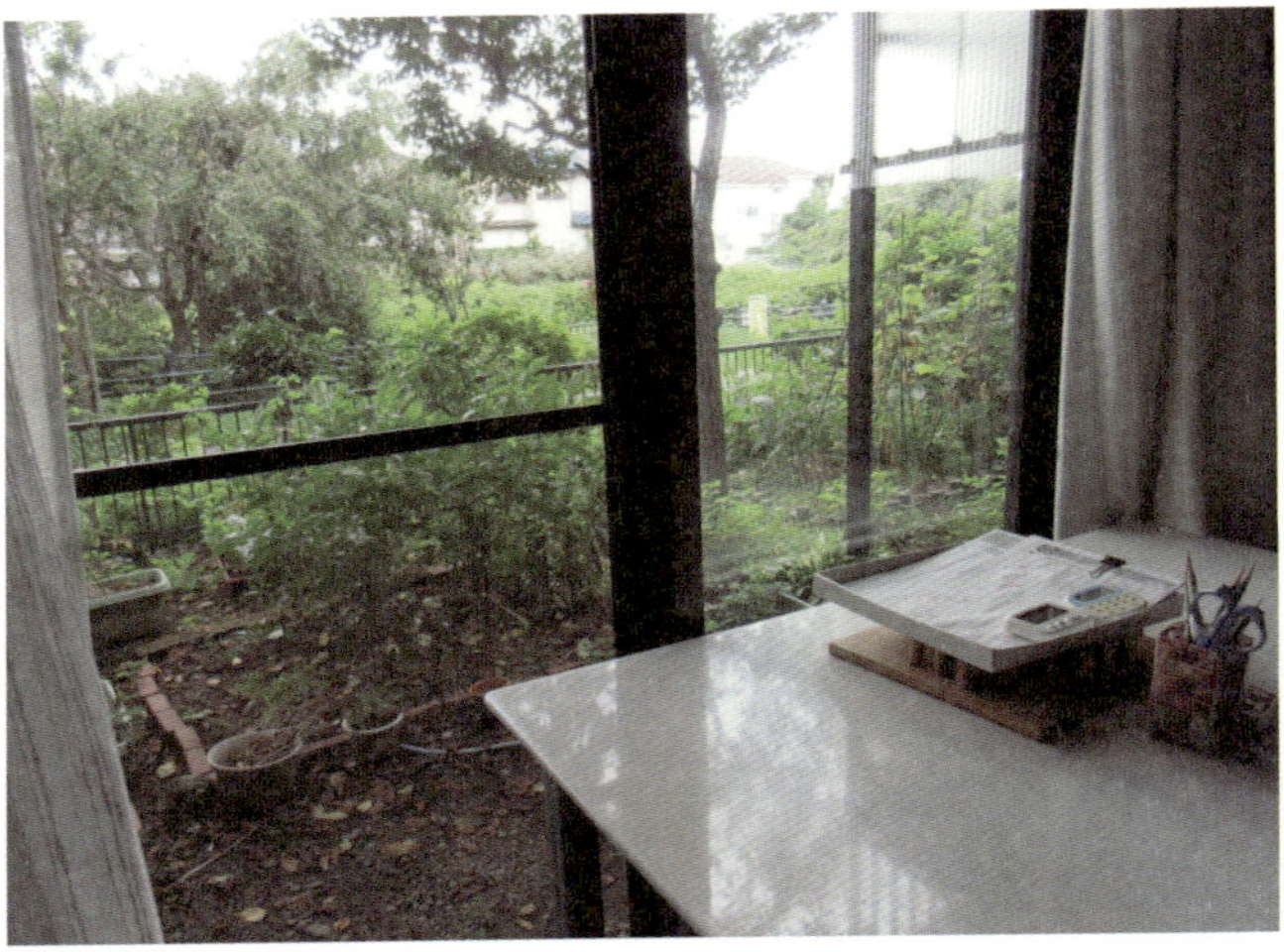

図 4-2　掃き出し口から外を見る

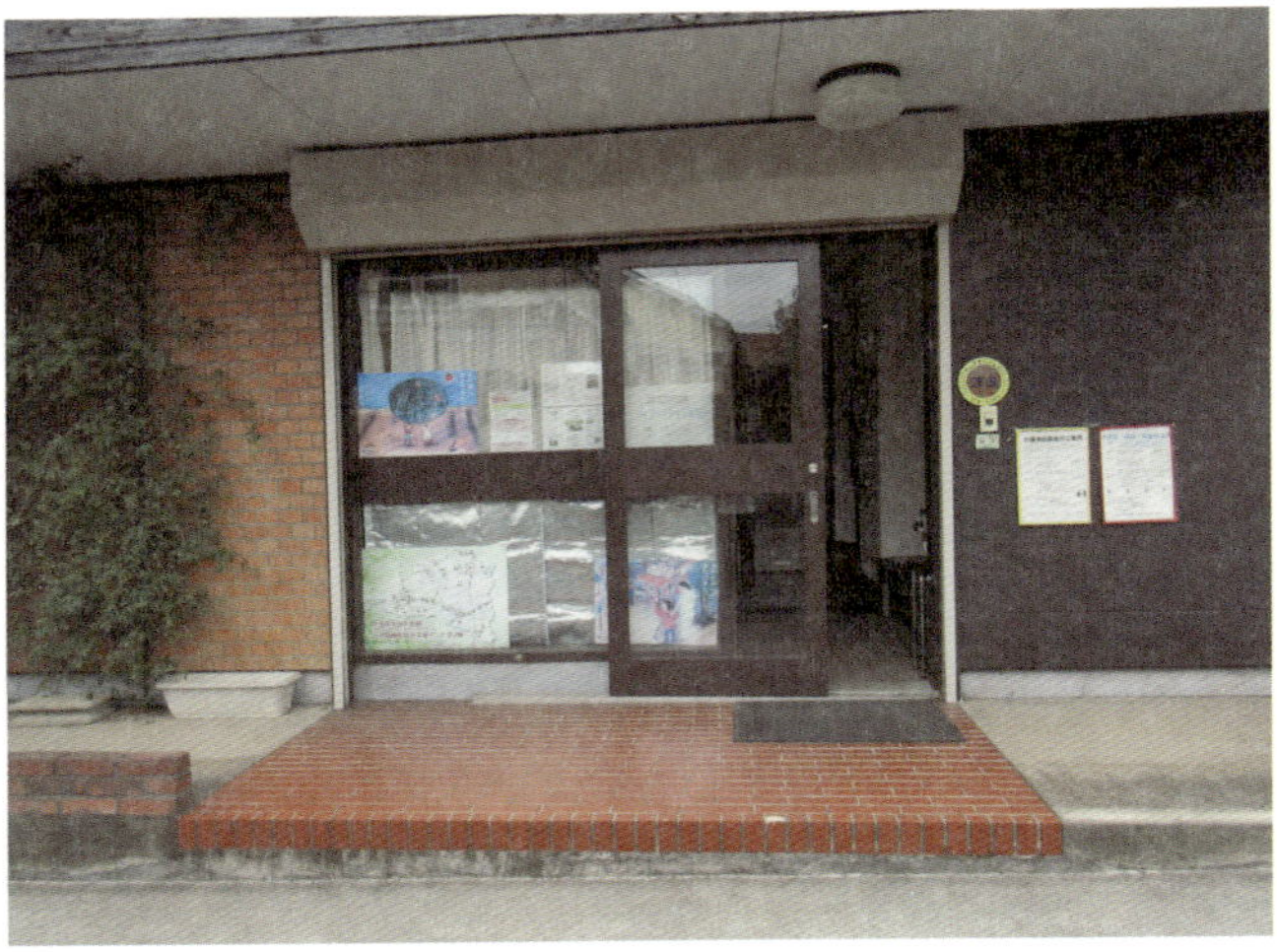

図 4-3　入り口ドア

かは、利用者の涼風での一日の生活（後述）を頭に描き、涼風の4つの基本方針にそって考えていった。そして利用者が自分の力を十分発揮できるような設計を心掛けた。

トイレは車いす介助が可能な広さとし（図4-4）、小人数ではあるが2室を用意し、風呂場は必要なら設置できるよう、配管のみ引いてもらっておいた。入浴サービスは通所介護の重要な要素であるが、多くの利用者にとって家でもできることである。入浴サービスは時間も人手もかかり、「涼風」が提供したいサービスの時間が少なくなってしまうことも考え、当面は様子を見ることとした。風呂場を作らなかったことで、玄関が広くなり、玄関の出入りの際のリスクが減り、玄関での靴や衣服の着脱練習（図4-5）も自然な形でできている。その後も入浴サービスがメインの利用者は他施設を利用してもらい、「涼風」では実施していない。どうしても体の清拭が必要な場合は、ウォッシュレットと全身清拭で対応している。

調理は個別にも集団でも提供したい活動だったが、個別には家庭用の台所設備（図4-6）を用意し、集団の場合は、水場（家庭用台所の流し台）とホットプレートがあればできる範囲で行うこととした。昼食後の歯磨き（口腔衛生）も通所介護の大事な活動なので、家庭用流し台は台所以外に3か所設置した。

様々な作業活動を提供するためには、道具や材料が必要だが、そうしたものは一望できるように訓練室の壁の一面に棚（図4-7）を設置し、利用者が取り出せるようにした。手芸材料や針などは透き通った中が見えるキャビネット（図4-8）にタイトルをつけて収納した。ビリヤードや卓球台、食卓テーブルは折りたためるものを購入し、長椅子も一人で動かせる大きさと重さの物

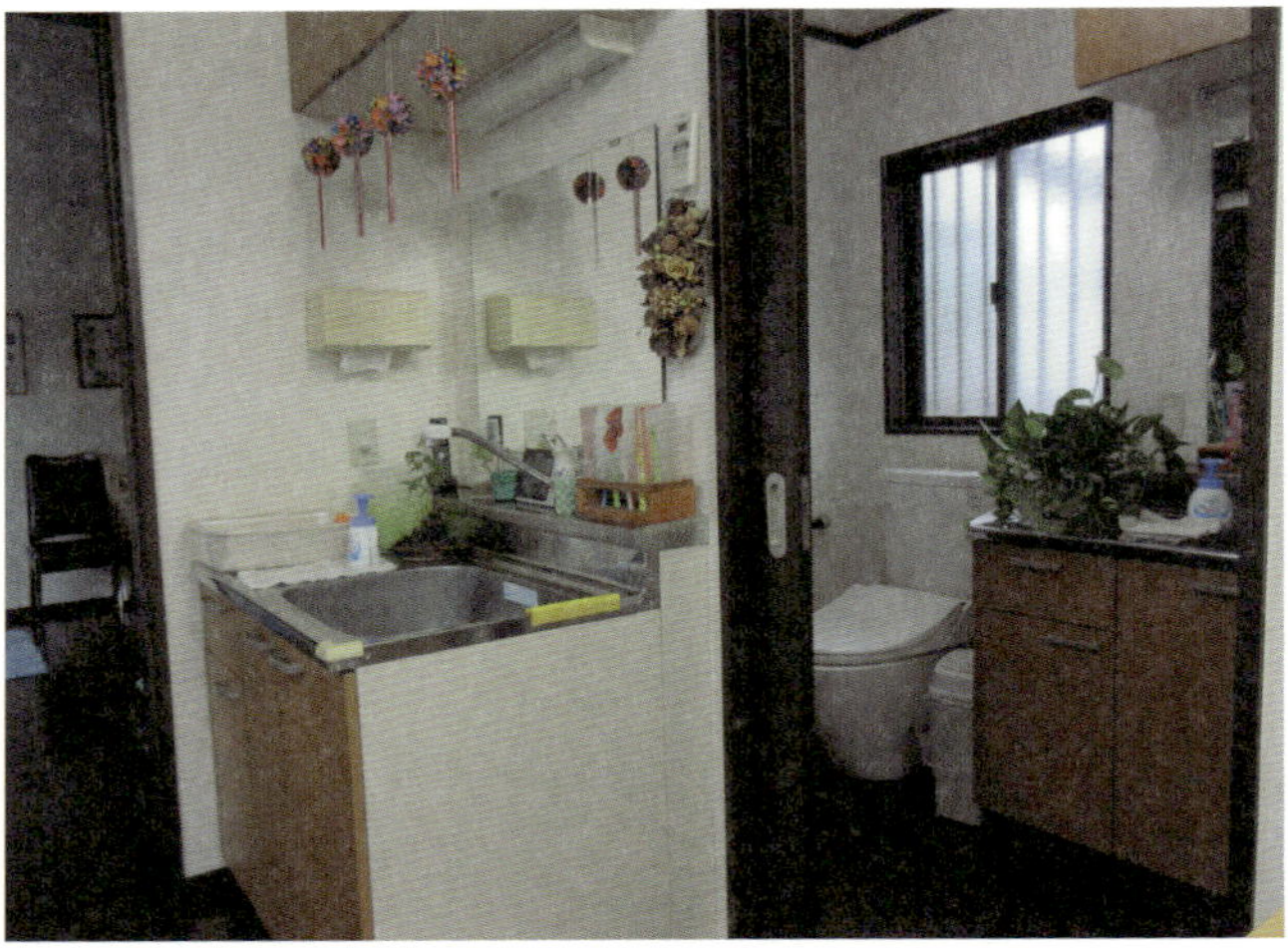

図 4-4　トイレと流し台

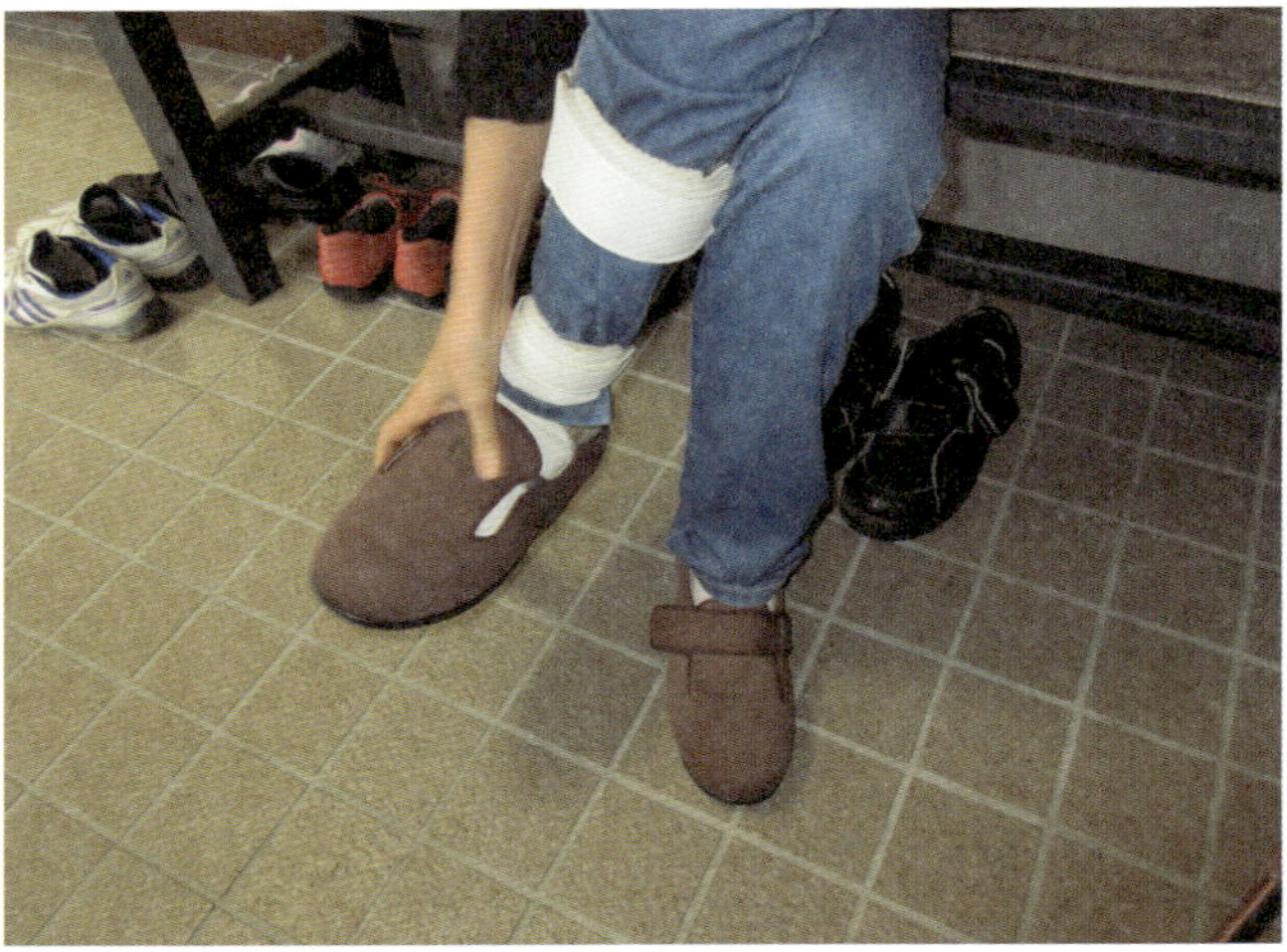

図 4-5　靴の着脱ベンチをおいた玄関

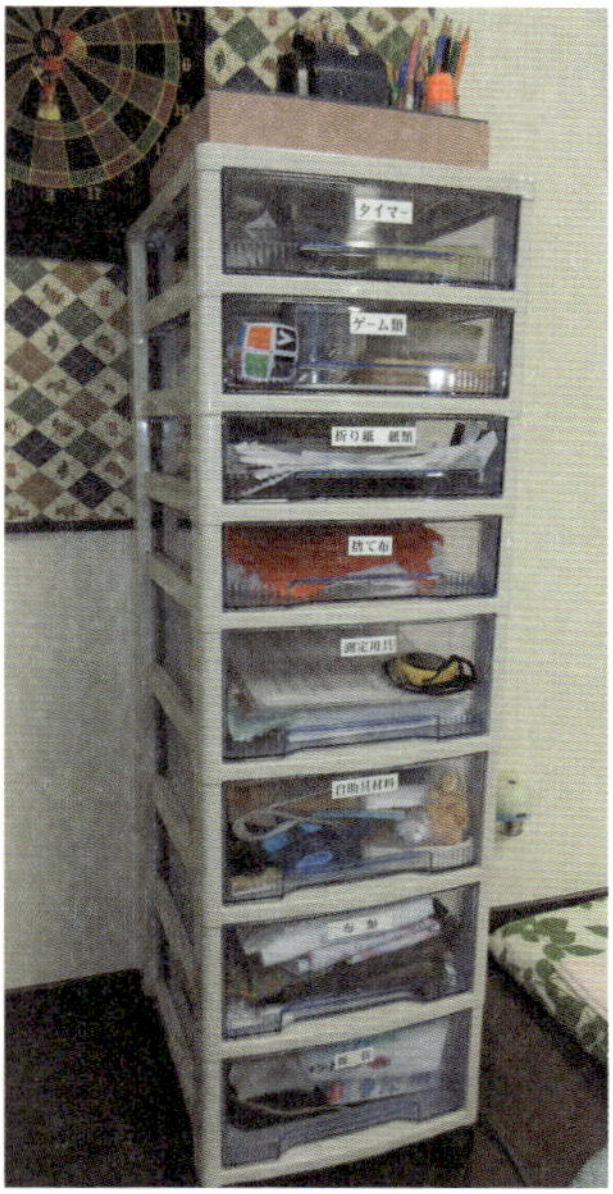

図 4-8　キャスター付きキャビネット

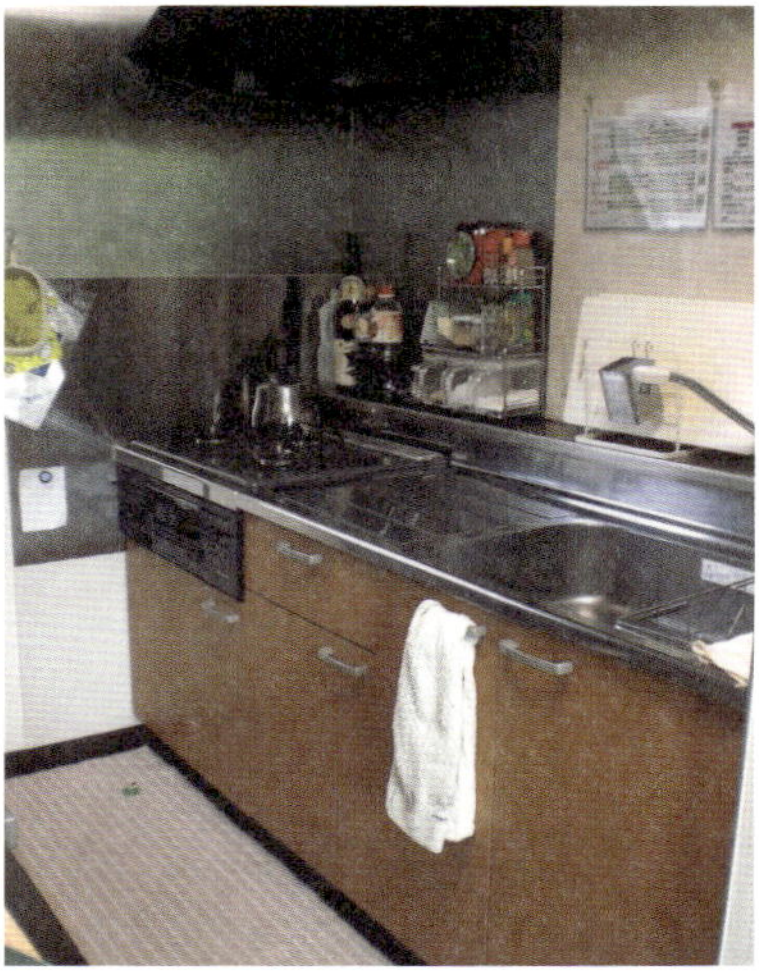

図 4-6　台所コンロとシンク

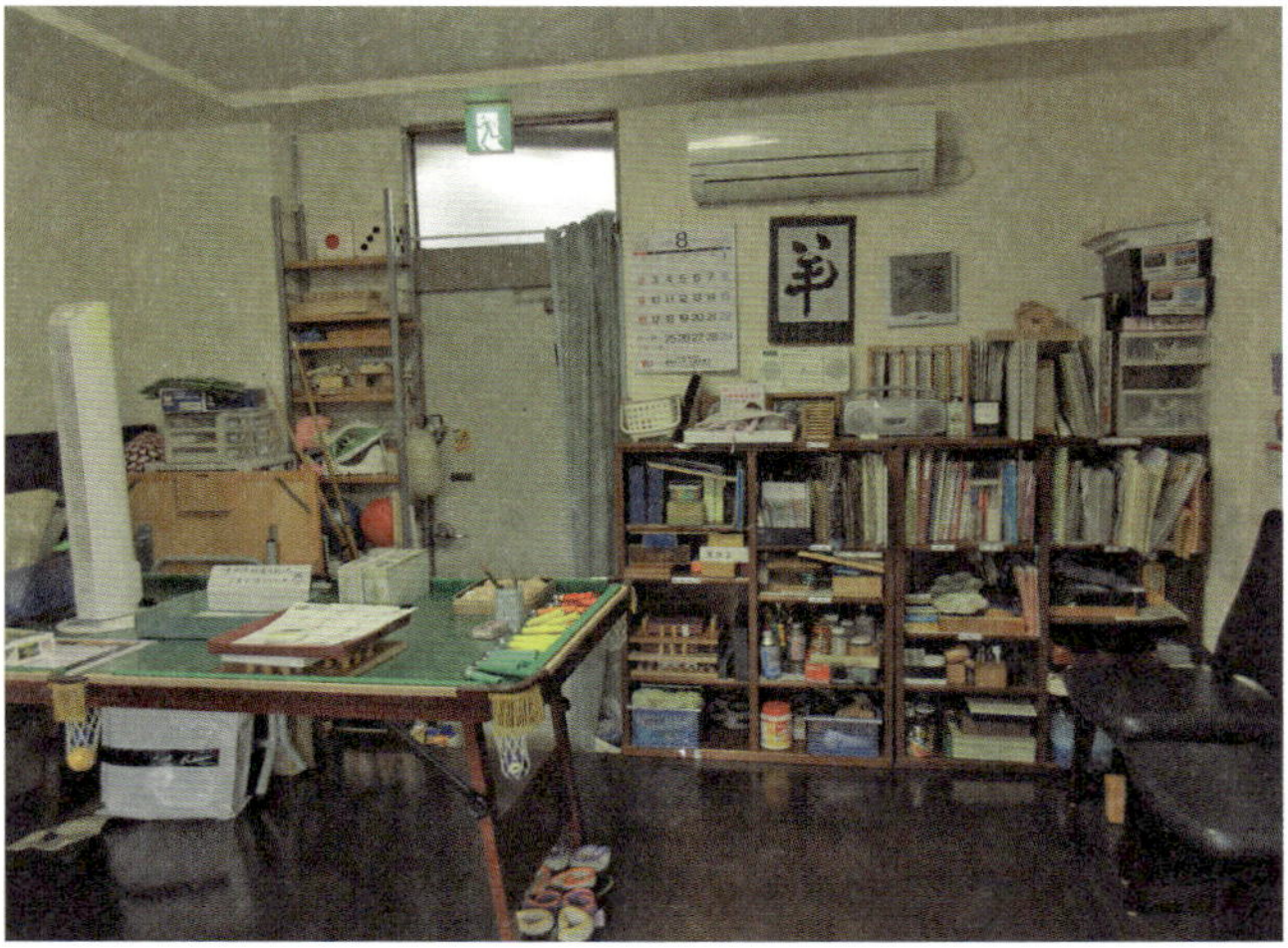

図 4-7　道具・材料棚

にした。家具屋を数軒回り、様ざまな椅子に座って高さや座面の固さ材質を確かめた。活動内容によって適時片づけて場を広くし、狭いスペース(注5)を有効に使うよう心がけて準備した。

職員の雇用

小規模通所介護の人員基準は、管理者1名(他業務との兼務可)、生活相談員1名、介護職員(資格は不要)か看護職員1名、機能訓練指導員1名の最低3名で開業できる。役員3名で基準を充たすことができた。もちろん、定員10名に対して3名では実際に運営できない。そこで、桜町高齢者在宅サービスセンターで一緒に働いていた介護士さんで退職した方に、1年間だけでもとお願いし了承を得た。また、玄関口に職員募集の張り紙をしたところ、近所の人が応募してくれた。涼風の運営方針によく合う人だった。

通所介護を開設したら是非やりたいことがあった。市内にある作業療法士の養成校(夜学)の学生さんに、働いてもらいながら、作業療法の実際を学んでもらいたいと思っていた。募集を出したところ男性の応募があった。学生はインターン実習に入ると退職しなければならず、涼風6年目の現在、4人目の学生が働いている。

初年度は、役員3名と職員3名の6名のスタッフを確保できた。1年後には一人辞める予定になっていたので、インターネットの職員募集サイトに掲載した。すぐに応募があり、一日参加してもらったところ、希望があり、役員全員の賛成により働いてもらうことになった。以降、5年以上継続して働いてくれているが、有難いことに、この人も「涼風」にはぴったりの人だった。他に、以前の職場で一緒に働いていた人が退職することになり、「涼風」に応募してきた。私の仕事の仕方を知って応募してくれたので、涼風での仕事を楽しんでくれている。

この6年、職員の病気等で職員不足（当然、人員基準は充たしているが）と感じることもあったが、職員の入れ替わりはあまりない。

（注5）通所介護の広さは機能訓練室と食堂を合わせて、定員×3㎡以上が設置基準である。「涼風」は10人定員なので30㎡必要だが、40㎡強はある。

書式の準備

通所介護の運営には様々な書式が必要だが、できる限り簡潔に少なくするよう心掛けた。管理業務や記録に時間を多くとられるようなことはしたくなかった。また、不都合だと思ったら、すぐに修正をしたり新しく変えたりしてきた。他事業所の物が良いと思ったら、すぐに良い部分を取り入れた。

利用者を受け入れる際の**契約書**と**重要事項説明書**も、東京都が参考に出しているものを修正して使っていたが、枚数が多く、利用者も署名をするところが沢山あった。契約とはこうも煩雑なものかと思って使っていたが、ある事業所のとてもシンプルな契約書を見て、すぐに涼風流に変えた。契約時の説明の時間も短縮でき、それでいて要点が簡潔にまとめられたものになった。利用者にしてもらう署名も1回ですむようになった。

「涼風」の**登録台帳**は登録番号の頭を年度にしてあるので、事業報告書を書く際にも人数の把握が簡単にできる。登録内容には氏名、生年月日、住所、電話番号はもちろんだが、かかりつけ医や救急対応時の連絡先と搬送先を書き込んである。疾病や障害名ものせている。緊急対応にも使える。

個人記録のフェースシートは2枚になっており、開始時の基本的な情報（要介護度と有効期間、病歴と関係医療機関や服薬状況、生活歴、家族歴、利用に際しての希望など）とＡＤＬの状態が書かれ、支援の目標や内容が書かれる。

通所介護計画書には、ケアプランの内容、現状と課題、目標（長期と短期）、訓練や活動内容が書かれ、測定結果のまとめと共に、3ヵ月ごとの経過についてのコメントが書かれるようになっている。法定通り3か月ごとに「お楽しみ測定」をして、通所介護計画書を書くために、**管理票**を作っており、利用者の開始時期に合わせた測定がきちんと3か月ごとにできている。

経過記録（図4-9）はプログラム表と一緒になっており、Ａ4紙1枚で6回の記録ができるようにした。利用者はその経過用紙を持ち、バイタルチェックの結果を記入する。その後、自分のプログラムを見ながら、それぞれの訓練をし、実施したものにチェックを入れている。職員はプログラムを変更した時や、気になることがあればそのつど記入している。そして、その日の最後のミーティングで、その日の状況を簡単に書いている。当日、沢山の記録が必要な場合は別紙（**罫紙**）を使っている。このように、経過記録は利用者と共に使い、原則的には内緒ごとのない記録

		要支援(　　)	要介護(　　)			2013年8月版	デイステーション涼風	
経過記録		(　　　　様)	男・女(　　)才	年　月　日開始		登録番号(　　)	通所曜日(　　曜日)	No.(　　)
禁忌・注意事項		実施内容　年	月　日　曜日	月　日　曜日	月　日　曜日	月　日　曜日	月　日　曜日	月　日　曜日
		血圧	/	/	/	/	/	/
		脈拍・酸素飽和度	脈　回・　%	脈　回・　%	脈　回・　%	脈　回・　%	脈　回・　%	脈　回・　%
		体温						
		体調・欠席理由						
プログラム		お楽しみ測定評価面接	☆	☆	☆	☆	☆	☆
1	集団体操	ストレッチ・スピーチなど	1	1	1	1	1	1
2	寝てやる体操	+四つ這い体操	2	2	2	2	2	2
3	立ち座り	cmから　回	3	3	3	3	3	3
4	膝屈伸(砂袋)	右　kg 左　kg　回	4	4	4	4	4	4
5	握力グリッパー	右　kg 左　kg　回	5	5	5	5	5	5
6	ステップボード		6	6	6	6	6	6
7	段昇降・箱マタギ		7	7	7	7	7	7
8	手を動かす 時間計測し記録	ペグ回転	右　分　秒	右　分　秒	右　分　秒	右　分　秒	右　分　秒	右　分　秒
			左　分　秒	左　分　秒	左　分　秒	左　分　秒	左　分　秒	左　分　秒
		紐結び	紐　分　秒	紐　分　秒	紐　分　秒	紐　分　秒	紐　分　秒	紐　分　秒
9	計算50問	時間計測し記録	9　分　秒	9　分　秒	9　分　秒	9　分　秒	9　分　秒	9　分　秒
10	音読・書字・パズルなど		10	10	10	10	10	10
11	その他作業活動 行事など		11	11	11	11	11	11
12	嚥下体操・歯磨き		12 嚥下体操・歯磨き	12 嚥下体操・歯磨き	12 嚥下体操・歯磨き	12 嚥下体操・歯磨き	12 嚥下体操・歯磨き	12 嚥下体操・歯磨き
13	昼食	摂取量など	13 主(　)割・副(　)割	13 主(　)割・副(　)割	13 主(　)割・副(　)割	13 主(　)割・副(　)割	13 主(　)割・副(　)割	13 主(　)割・副(　)割
14	お茶の時間		14	14	14	14	14	14
15	送・迎		15	15	15	15	15	15
事故・ヒヤリハットの有無○印(有は報告書記入)			有・無	有・無	有・無	有・無	有・無	有・無
特記事項			担当者サイン	担当者サイン	担当者サイン	担当者サイン	担当者サイン	担当者サイン

図 4-9　経過記録用紙

になっている。
その日の予定と記録を記す**業務日誌**はＡ４紙1枚で、当日の利用者名、送迎順、活動記録、事故やヒヤリハットなど一日の出来事がすべてわかるようになっている。職員の勤務体制も書かれているので、定数管理（職員配置基準を充たしているかの管理）もできるようになっている。

利用者の受け入れ

開設にあたって、利用者獲得の心配はしていなかった。市内の事業所で20年以上働き、地域支援事業では市内４地域包括支援センターのケアマネたちとも顔見知りだった。市内の居宅支援事業所のケアマネ達の多くも知り合いだった。おそらく私がどういう仕事をしていくかを知ってもらえており、適切な利用者を紹介してくれると思っていた。

介護事業所は、本来、正当な理由なしに、利用希望を断ることはできない。したがって、申し込みがあり、定員に空きがあればすべて受け入れている。申し込みがあったら、必ず見学をしてもらい、オリエンテーションをし、「涼風」の数時間から一日を体験してもらう。そのうえで利用希望を決めてもらっている。

ただし、「涼風」で提供できないサービスについては、その旨お話しし、それでも希望があった場合は、納得して利用していただいている。

提供できないサービスとして、前記の入浴がある。更に、車いすごと移送できる車を持っていないため、そうした必要がある利用者は受け入れることができない。また、普通乗用車への乗り降りが介助者1人でできない場合はお断りしている。開設当初、片足膝下切断で、切断していない足も脳梗塞の後遺症でやや麻痺がある利用者を受け入れ、介助者2人で乗り降りの介助をしていた。ある日、利用者と一緒に転倒しそうになりヒヤリとしたことがあった。それ以来、乗り降りに2人の介助が必要な場合はお断りしている。

また、「涼風」は認知症対応型の通所介護ではないことで、当初は認知症の診断がついている利用者はお断りすることにしていた。しかし、軽度の認知症の利用者の多くは、認知症対応型の通所介護を見学すると、行きたがらない場合が多いようである。そこで、そうした利用者が紹介された場合、まずお会いして状態を拝見することにした。「涼風」の一日を楽しんでいただけそうなら、受け入れることにした。対応次第で、かなり認知面の低下が進んでも、楽しく過ごしていただくことは可能であると、今は思っている。開始時に、認知面の低下が進み、「涼風」の他利用者への悪影響が出てきた場合、認知症対応型施設に移っていただくようあらかじめ家族やケアマネにお願いしているが、検査上低下が進んでいても、今まで、そうした理由で退所をお願いした利用者はいない。

利用の申し込みは、家族や本人からあることもあるが、ケアマネの紹介で申し込まれることが多い。「利用者さんを紹介したいのですが、空いてますか?」と電話をしてくるケアマネが多い。担当利用者を通して、「涼風」の活動内容や、サービス提供状況を知っているケアマネならまだしもなのだが、「涼風」のことを知らずに「空いてますか?」という問い合わせには、「どういう利用者さんですか?」と聞き返すことにしている。ケアマネたる者、地域の通所施設はすべて見学し、おおよその内容を把握すべきと思っている。私は開設の準備のために、市内のほとんどの通所介護施設を見学させてもらった。そのうえで、良い所は取り入れ、良くないと感じたところは排除するように努めた。「空いてますか?」と聞く前に、「これこれの利用者を紹介したいのですが、そちらでの受け入れの状況はいかがでしょうか?」と聞くべきではないだろうか。利用者を選ぶ気持ちはないが、どんな場所でも利用者に合う場合と合わない場合とがある。「涼風」に合う利用者に使ってもらいたいと思っている。そのために、ホームページで「涼風」の内容を詳しく公開しており、一般的なパンフレットだけでなく、活動内容を詳しく書いた文章も用意している。立ち寄るケアマネには「入って見て行って!!」と声をかけ、多少のオリエンテーションもしている。

第5章

「涼風」のルティーン

「涼風」は利用者10人定員の小規模通所介護である。利用者は週1～2日(注1)通って、日中の6時間程度をそこで過ごしている。その時間、利用者が生き生きと楽しく過ごし、そのことによって「涼風」に来ていない日も無事に楽しく暮らしてもらうことができればと思って、「涼風」の活動の流れを作っている。

「涼風」の午前：体力と知力をきたえる

◆お迎えから個別の基本機能訓練が始まるまで

「涼風」のその日の活動はお迎えに行ったところから始まる。時間通りに支度ができているか、持ち物は大丈夫か、鍵の扱いは上手くできるかなど、外出に向けての自立状態の確認と練習ができる。次に車へ乗り、シートベルトをする。できる限り利用者が自分自身でできるよう支援している。できるのにやっていない、やる機会がない利用者も多い。そうした利用者にやる機会を提供できるのも、一日の生活がある「通所介護」ならではと思う。

「涼風」に到着すると、車を降り玄関に入る。コートや帽子を脱ぎ、ハンガーにかける（図5-1）。下駄箱から自分の上履きを取り出し、上り框に上履きを置き、外履きを脱いで一段上がり、上履きを履く。人によっては玄関のベンチや上り框にある椅子に座って履き替える人もいる。身体状況によって、できる限りご自分でできるような方法を考えてやってもらっている。自宅でも同じようにできることを想定している。

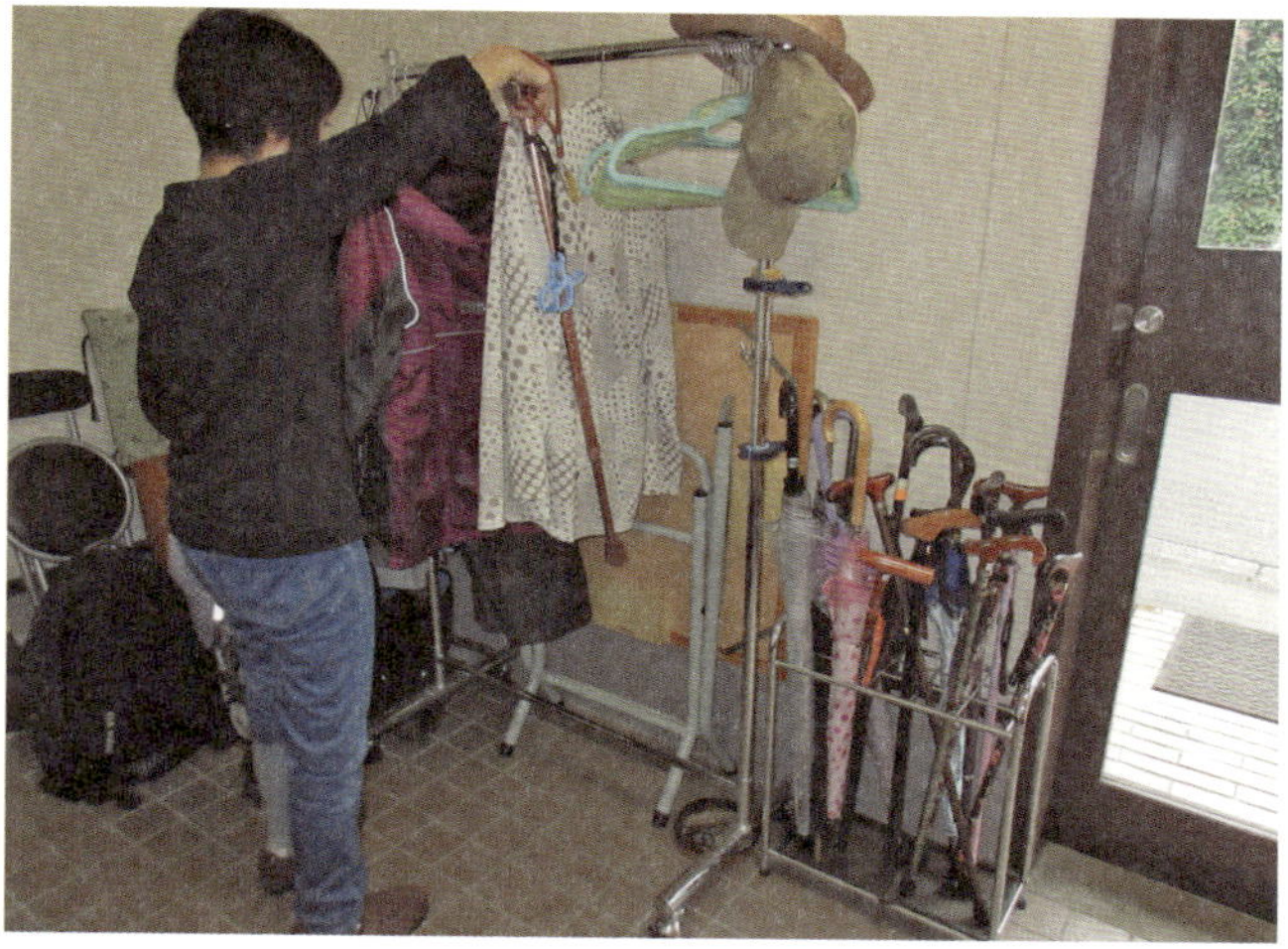

図 5-1　ハンガーに掛ける

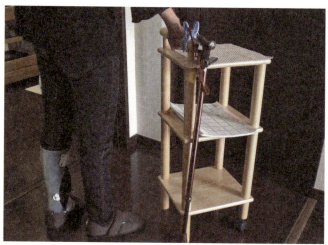

図 5-2　ワゴン—利用者側のキャスターを取り、利用者が支えとして下に圧力を掛けた時、前に進まないようにしてある

杖歩行をしている利用者も、ほとんどの人は玄関の傘立に杖を置いてくる。「涼風」の広さはほぼ自宅と同じ程度で、あちらこちらにつかまる所があるため、自然と杖を置いてくるようである。片麻痺の利用者で、どうしても杖が必要な人だけが室内でも杖を使っている。杖を使っても不安定な人は私が片麻痺用に組み立てたワゴン（図5-2）を使ったり、職員が手引きをしたりしている。改修時、車いす対応の床にしたが、今までに車いす利用者は1名のみ（片足切断ともう片側は片麻痺）であった。歩行不安定な人が立ち上がり始めると、職員はすぐにそばに寄り添い必要な介助をしている。

部屋に入るとすぐに手洗いをしてもらう（図5-3）。ようやく一服となる。各自家から持ってきてもらっている自分の湯呑に好きなお茶（緑茶、ほうじ茶、玄米茶、麦茶）を入れる。お互いに声を掛け合って同じものにする時もある（図5-4）。10分程度、最近の様子をうかがったり、気候やニュースについてのおしゃべりをし、次はバイタルチェックである（図5-5）。お茶を飲む場所から移動し、湯呑み茶わんを各自洗い、バイタルチェックのテーブルに向かう。小さな施設なので、可能な限り動線を長くし、歩行の機会を多くしている。

テーブルには各自の経過記録と血圧計、体温計、パルスオキシメーター（注2）、筆記用具が置いてある。職員の見守りはあるが、基本的には自分で測定し、自分の体調を含めて記録する。もちろん、さりげなく手伝わなければならない時もあるが、皆さん、隣を見ながら徐々にやれるようになることが多い。職員はバイタルチェックの結果を業務日誌に記入し、その記録の結果を職員間で共有しながら、利用者の負荷量や血圧などに気を配りつつ一日を見守っている。

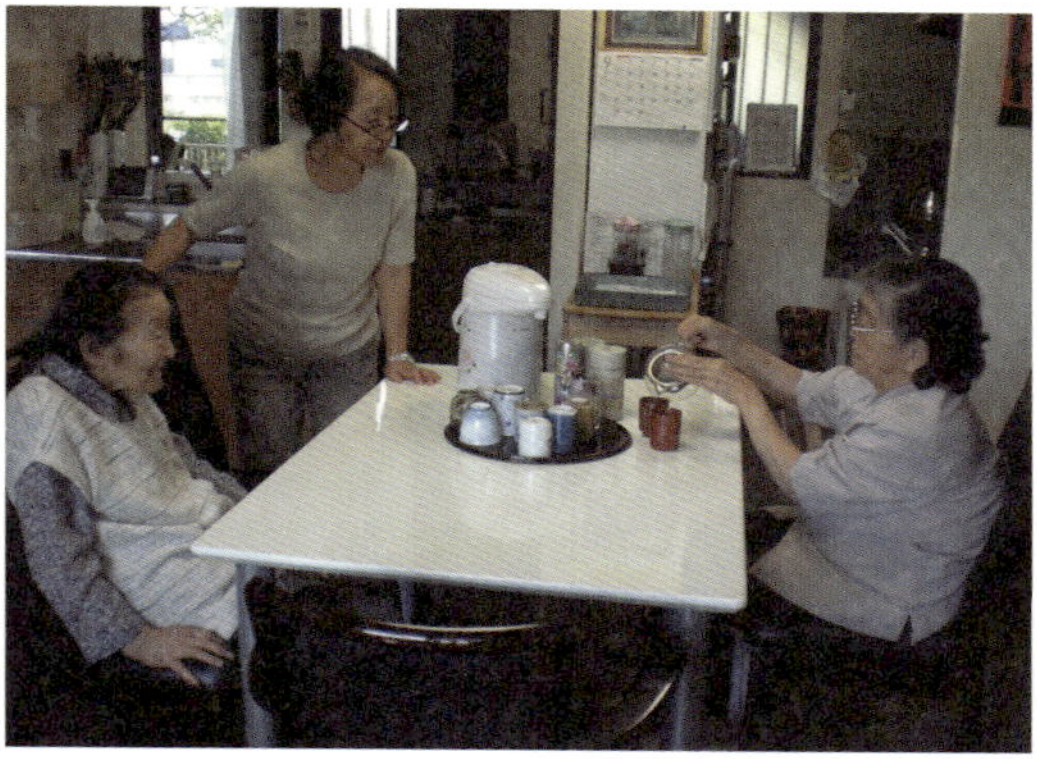

図 5-4　朝の一服

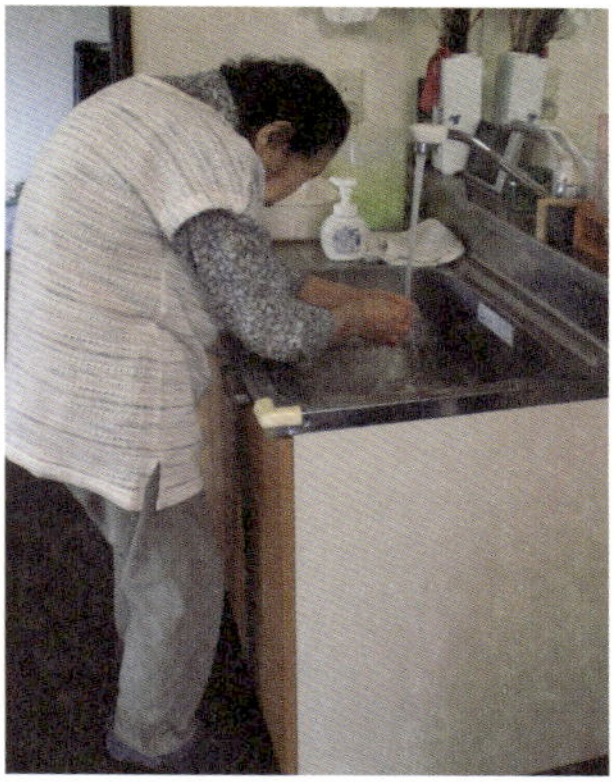

図 5-3　手洗い

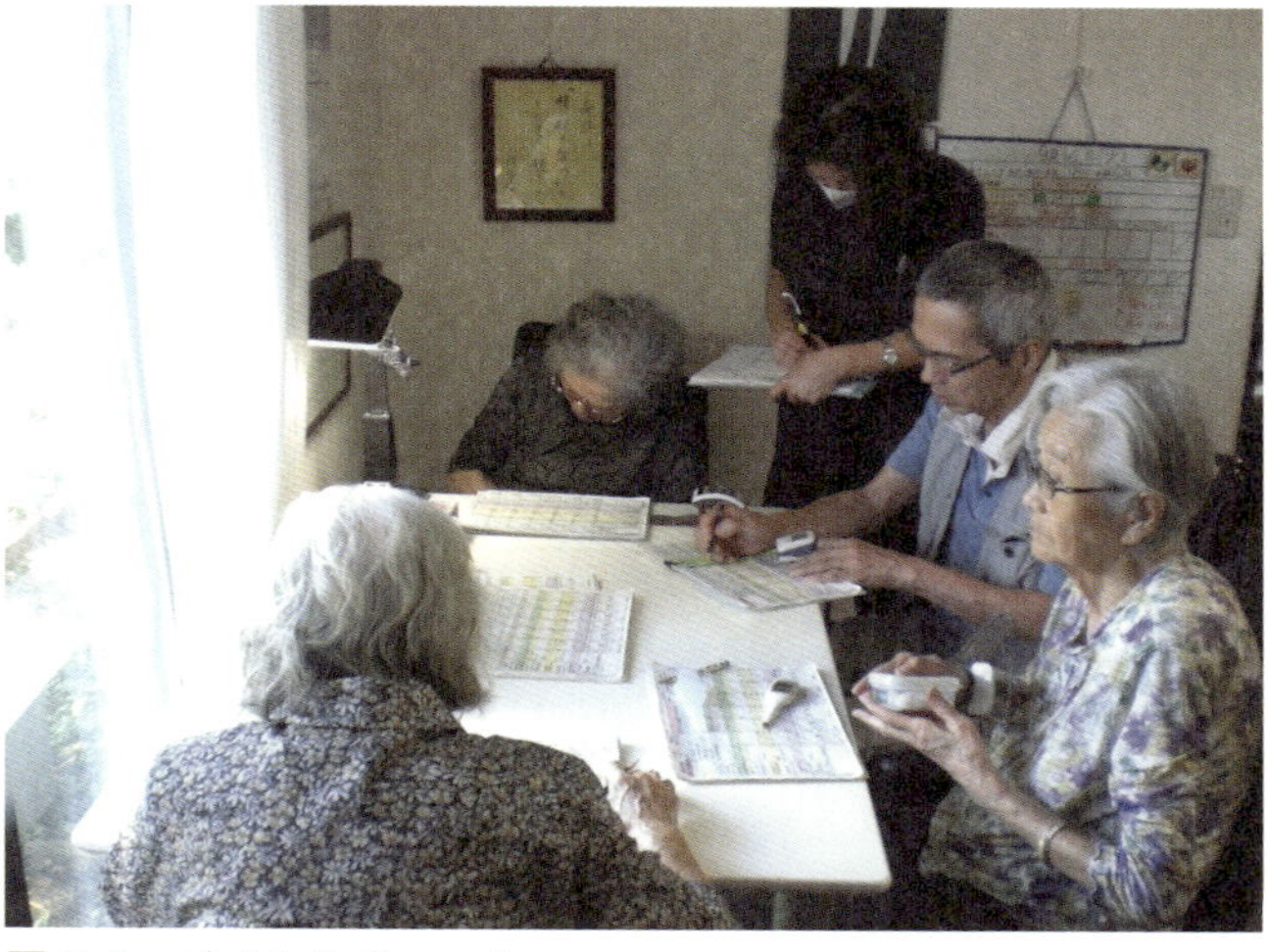

図 5-5　バイタルチェック

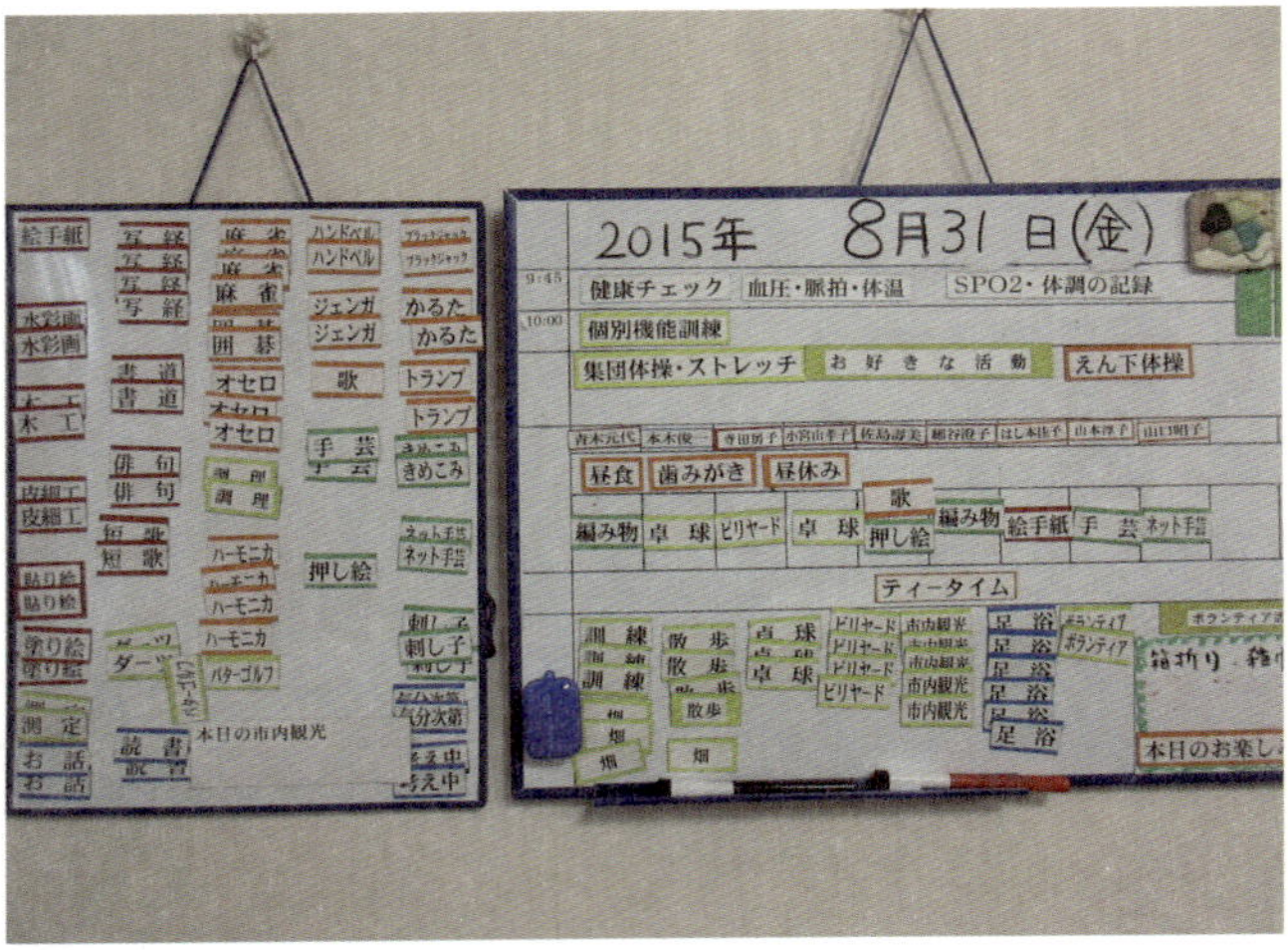

図 5-6　マグネット板

バイタルチェックが終わると、午後の活動の希望をマグネット板（図5-6）に貼ることになっているが、いまだ定着しておらず、声を掛けないと貼ってもらえないことが多い。もちろん、率先して貼ってくれる人もいる。貼られたマグネットを見て職員は支援体制を組んだり、その日のその場に合わない活動を利用者が希望した場合は、事前に話し合い、別の作業に変更してもらうこともある。

（注1）涼風の「通所介護」の基本的な営業日は週4日であるが、できるだけ多くの利用者に使ってもらいたいという思いから、多くても週2日の利用としてもらっている。更に通所が必要な場合は他施設を使ってもらうようにしているが、認知症が主疾患の利用者の場合、同じところに毎日通う方が混乱が少ないとは思っている。「涼風」は「認知症対応型通所介護」ではないが、「涼風」のやり方に合う認知症の利用者もおり、悩むところである。

（注2）指先にはさみ、脈拍数と経皮的動脈血酸素飽和度（SpO_2）を測定する医療機器。

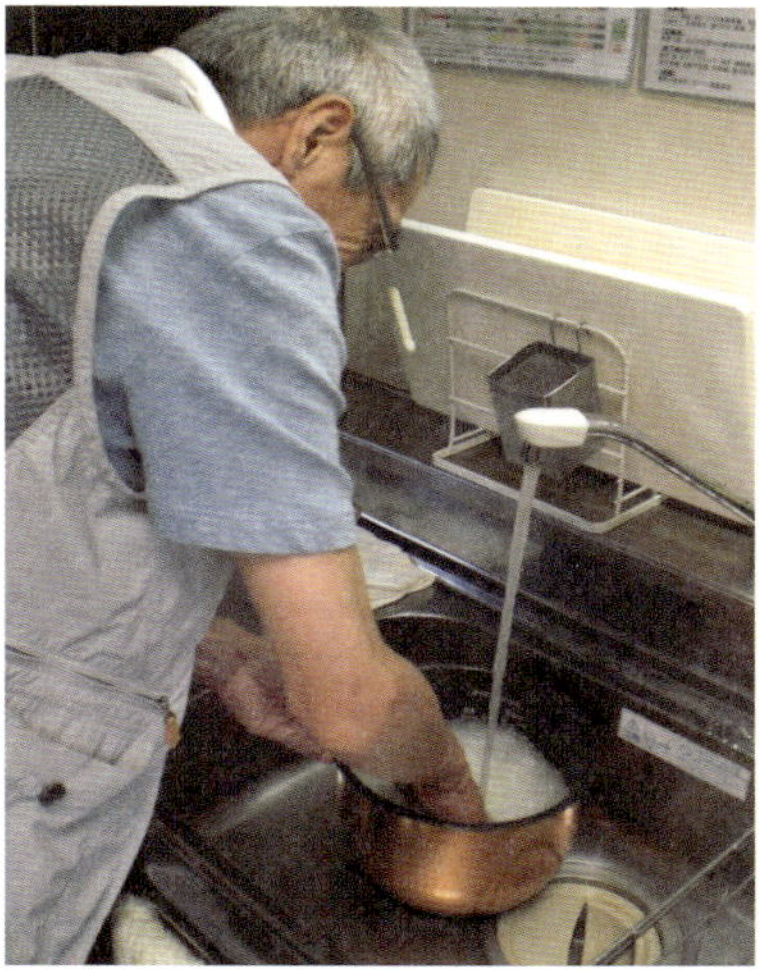

図 5-7　米とぎ

◆個別の基本機能訓練

〝楽しく生ききる〟ためには、潜在能力を引き出すことを含め、今ある心身機能を維持、できれば向上させる必要がある。進行性の疾患（認知症、パーキンソン病、癌など）を持っていても、できる限り低下を防いでいきたい。頭と体の動きがよくなることで、自然と生活も活発になる。

そこで、どなたにも必要な、心身機能全体を緩やかに使う訓練種目を用意している。「寝てやる体操」、「立ち座り」、「膝屈伸」、「握力グリッパー」「ステップボード」、「段昇降」、「ペグ回転」、「紐結び」、「計算」、「漢字」などがそれである。これらは『経過記録』（図4-9 95ページ参照）と称する個別表のプログラム欄に、あらかじめ刷り込んである。できるだけ機械や特別な道具を使わないことで、施設でやっているものを自宅でもできるようにと考えてある。利用者の状態に応じてその回の負荷量や禁忌をあらかじめ記入したり、その利用者にのみ必要な種目を入れたり（図5-7）、一部の訓練を他のものに換えたりできるようにもなっている。

利用者は自分用の『経過記録』表を見ながら、空いている場所を探して、あるいは自分のやりたい順序で、訓練を実施し、実施したものの番号に○をつけていく。こうした作業自体が訓練に

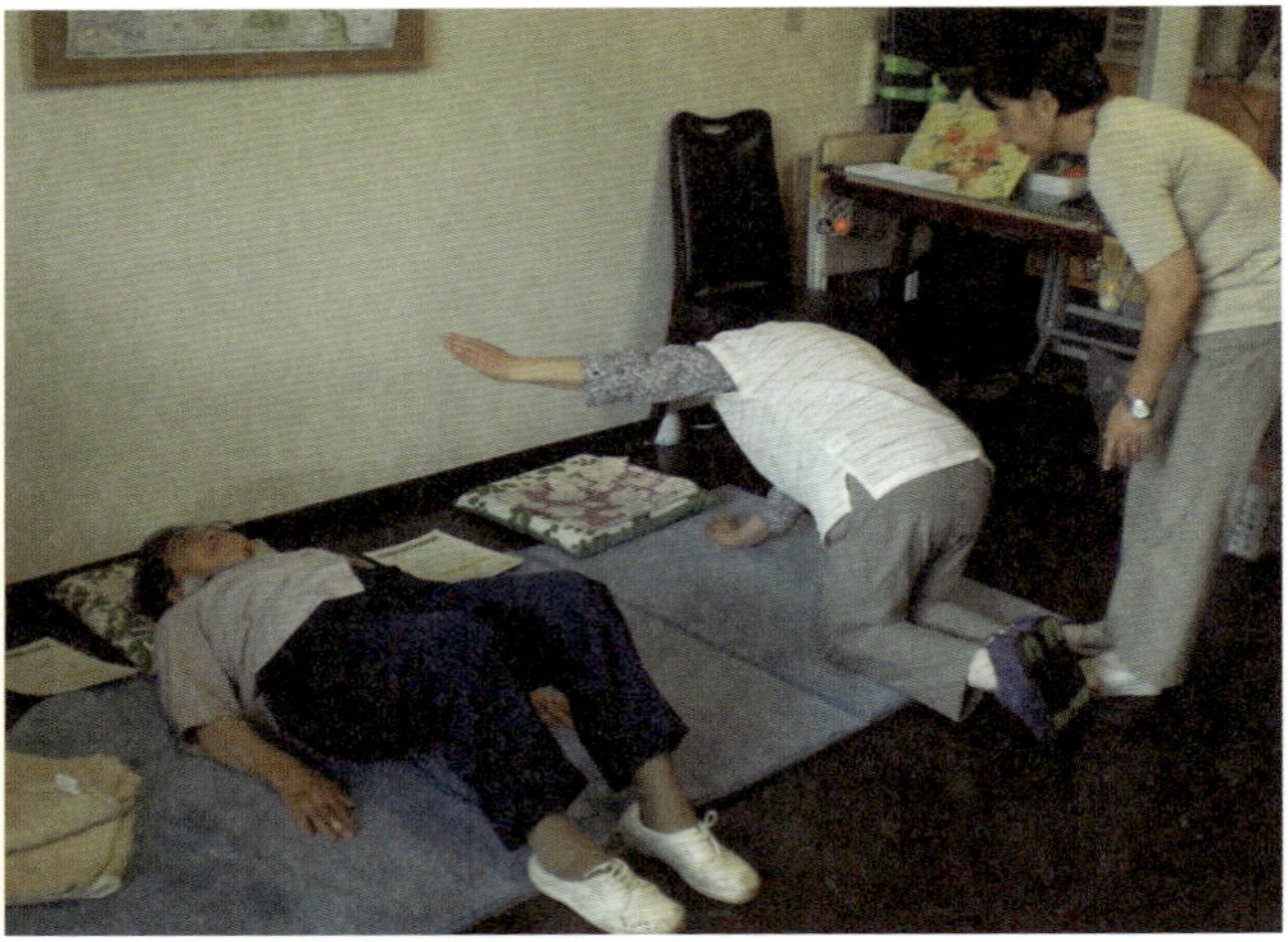
図 5-8　寝てやる体操

なっている。職員の役割は、転倒の危険を回避し、戸惑っている利用者に声をかけ、訓練がスムーズに進むよう見守ることである。と同時に、何のための訓練かを説明し、効果的な方法をアドバイスすることも重要な役割である。利用者が10人いれば4～5人の職員で見守っている。利用者は自分の訓練の合間に、他の利用者のやり方を見たり、おしゃべりをしたり、お茶を飲んだりしながら訓練を進めていく。時には、やりたい種目が他の人と重なって、多少のいざこざが起きることもある。そうしたいざこざも集団のメリットと思っている。

現在行っている種目は12種類であり、1時間程度でできる内容であるが、早く終わった人のために、「昨日の日記」と題した各自の小さなノートを置き、各種パズルや一人用ゲームなども置いている。やるやらないは自由である。それらの場所は「涼風」全体のあちらこちらに用意している。ここでも利用者はひとつひとつの作業をするために、あちらこちらに移動しなければならない。こうして頭も体もフルに動かすことになるのである。

一番のお勧めは寝てやる体操（図5-8）である。二人ができるようにマットを敷いてあり、手順書

寝てやる体操（仰向け・両膝を立てた姿勢）

1．両膝を左右にゆっくり振る
　顔は天井を向いたまま（10回）

2．両膝を左右にゆっくり開き、閉じる（10回）

3．そのままの姿勢から片足の膝を伸ばし
　足を床から30cmほど上げた状態で
　足首の曲げ伸ばし10回（左右交互に各3回）

4．頭を上げヘソをのぞき、声に出して10数え
　次にお尻を上げ10数える（交互に各3回）

5．両膝を上げ、お腹の方に引き、両手で膝を
　かかえる　10回

四つ這い体操（1～5を3セット）

1．右手を右斜め前に上げ10数える
2．左手を左斜め前に上げ10数える
3．右足を上に上げ10数える
4．左足を上に上げ10数える
5．お尻を後方に引き背を伸ばし10数える

2014年10月作成　デイステーション涼風

表5-1　「寝てやる体操」手順書

（表5-1）を置いている。床に仰向けに寝て手順書の体操をする。次に寝返り、四つ這いになって体操をする。そこから立ち上がる。この一連の動きで、十分、起居動作の訓練はできる。たとえ手引き介助の必要な利用者でも、歩ける利用者なら、この一連の動きは可能になる。手順書に組んである体操は目新しいものではない。腰痛体操などに出てくる体操をまとめただけである。ひとまとめの体操とすることで、また、寝てやるので転ぶ心配がなく、自宅でもやってくれる利

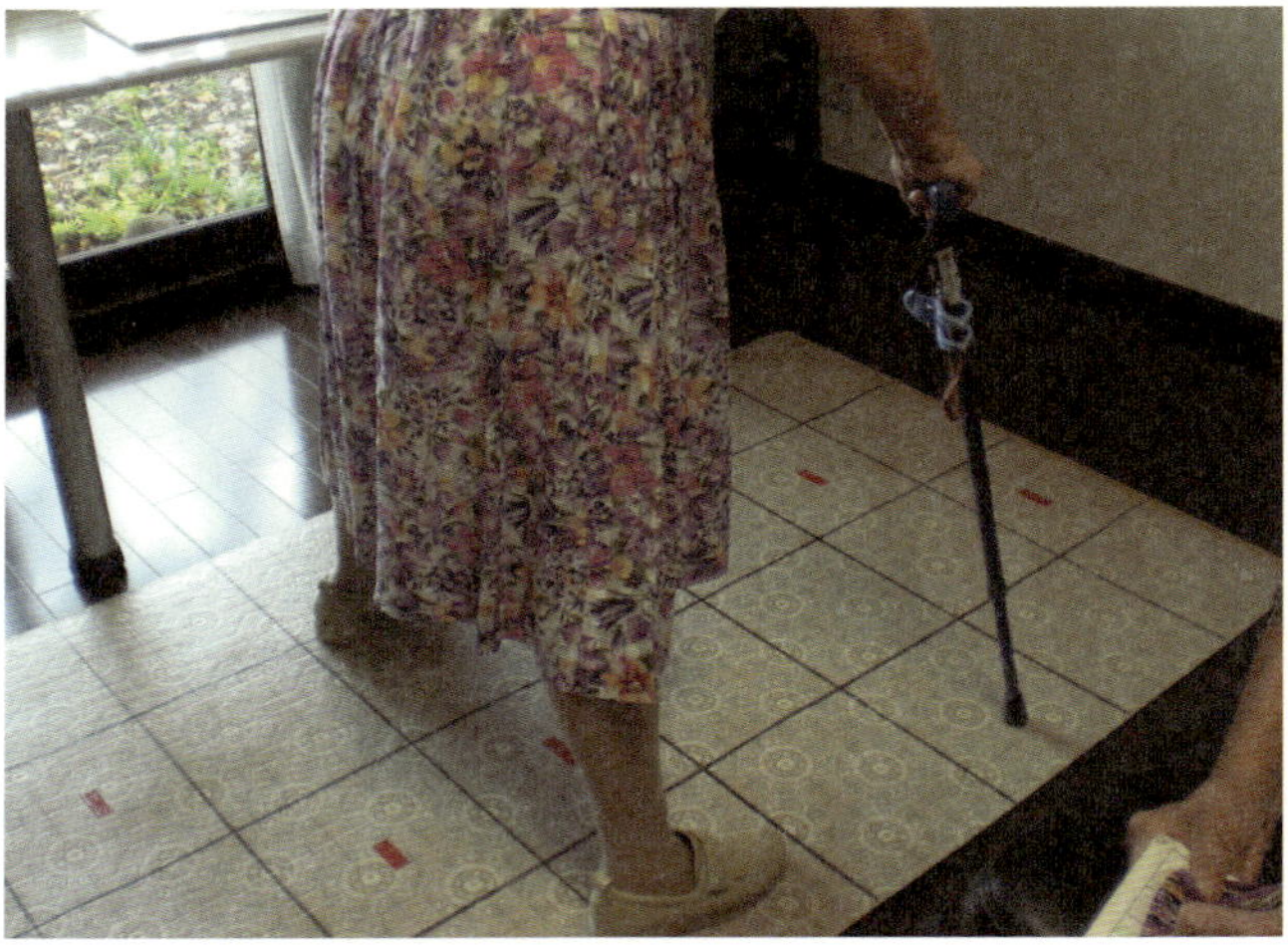

図 5-9　ステップボード

用者は多い（手順書は開始時の契約書のファイルに貼って提供している）。腰痛や膝痛にも効果があり、体幹のねじりも入っているので、最初は丸たん棒のようにゴロンゴロンとしか体が動かず、うまく寝返りができなかった利用者も、スムーズに寝返ることができるようになる。利用者はこの体操を称して「寝てる体操」などと敢えて言うこともある。マットの下には電気カーペットを敷いているので、冬は寝ると背中が温まって気持ちが良い。二人並んでおしゃべりに興じて手足が動いていない利用者もいる。すかざす私は声をかける。「そこの主婦のお二人様！次の人が空くのを待っています。井戸端会議は別のところでお願いしま〜す」と。すると手足が動き出す。口も動いているが。

ステップボード（図5-9）での歩行訓練も小規模の「通所介護」にはお勧めしたいもの

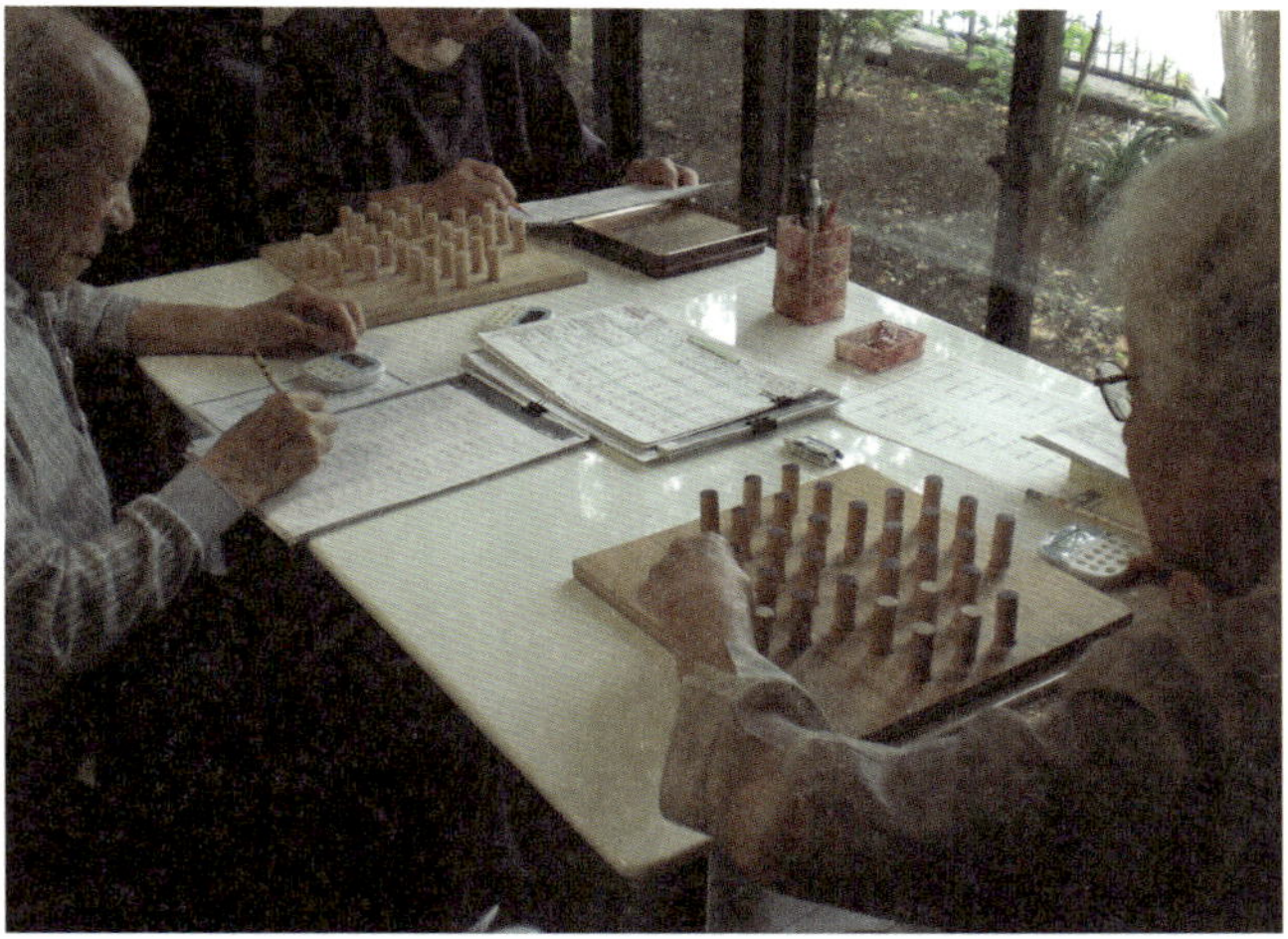

図 5-10　ペグ棒、計算、漢字

である。ある大学の研究結果で、毎週2回、3か月続けると転倒のリスクが減るとの新聞広告を見てすぐに作ったものである。ステップボードという名前は勝手につけたもので本当の名前は知らない。普段はくるりと丸めて部屋の片隅に置けるので邪魔にならない。畳1畳ほどのシート（ビニールの床材）に4×8升になるよう線を引き、升の真ん中に色ビニールテープの小片を貼り、その上を歩くのである。貼り方によっては酔っぱらいのように歩かなければならず、バランスをとるのが大変である。利用者によって難易度を決めている。ビニールテープを見ながら先に進むので、昨今はやりの認知症予防のための〝デュアルタスク〟になるそうである。

歩行訓練では、杖や歩行器、短下肢装具、足底板などのチェックもしている。私が手を加えてできることもあるが、それができない時は、福祉用具担当者や義肢装具士に連絡し、「涼風」に来てもらって調整したり、新しく作成したりしてもらうこともある。福祉用具については、あらかじめパンフレットを見ながら利用者と相談して選び、福祉用具担当者に持ってきてもらう。杖などは長さを「涼風」で調整している。短下肢装具や足底板など義肢装具士でなければできないものは、知り合いの義肢装具士に依頼し、作ってもらっている。そこで発生する費用は利用者の支払いとなるが、医療保険や身体障害者手帳、介護保険を使える場合もあるし、全額自己負担の時もある。これらのことはたいてい、ケアマネや福祉用具・義肢装具の関係者が面倒を見てくれる。福祉用具の手配や修理は「涼風」の収入になることはないが、機能訓練の一環として、作業療法士としては大事な仕事だと思っている。

その他、テーブルにはペグ棒、計算用紙、漢字用紙とタイマーが置いてある（図5-10）。ペグ棒はソリティアというゲームを使っており、棒をつまみ裏返す作業を左右の指それぞれでやり、時間を測り記録していく。すべて利用者自身でやるので、手の訓練のみでなく、その他沢山の訓練要素がある。自分の記録にしっかり挑戦しながらやれる利用者もいる。計算も時間を測り記録する。漢字は答えを見ながらやっても良いことにしており、漢字を思い出すだけでなく、書字練習にもなっている。

ゆるやかな筋力強化を目指すものとして、グリッパーと砂袋（図5-11）を用意している。それぞれの筋力に合わせてスポンジボール、15kg・20kg・30kg・40kgのグリッパーを用意し、砂袋は500g、1kg、1.5kg、2kgを用意している。熱心な利用者は自分でも購入して自宅でもやっている。ある日、お送りした利用者の家族から電話がかかってきた。「すみません。足首に砂袋が

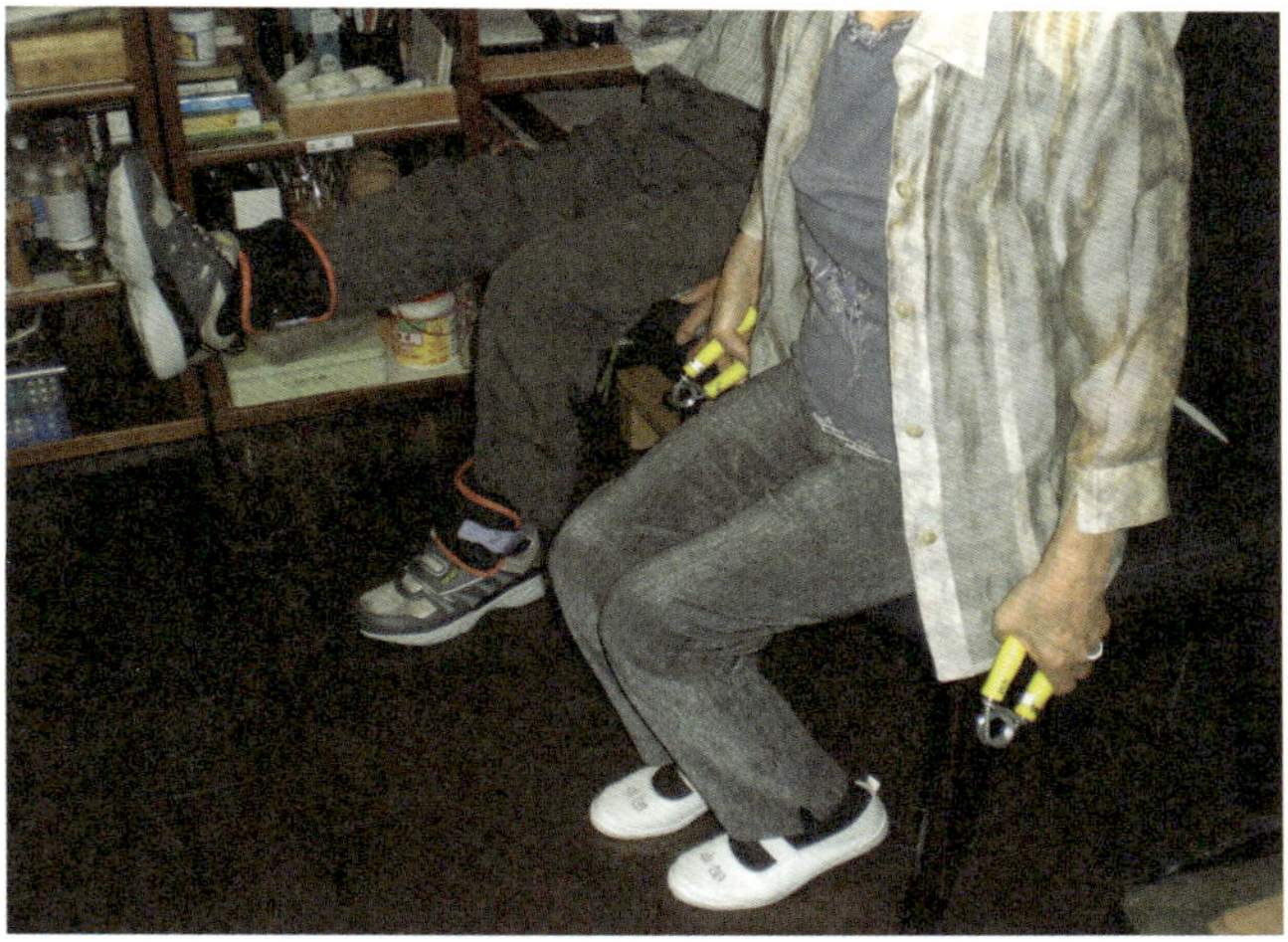

図 5-11　グリッパーと砂袋

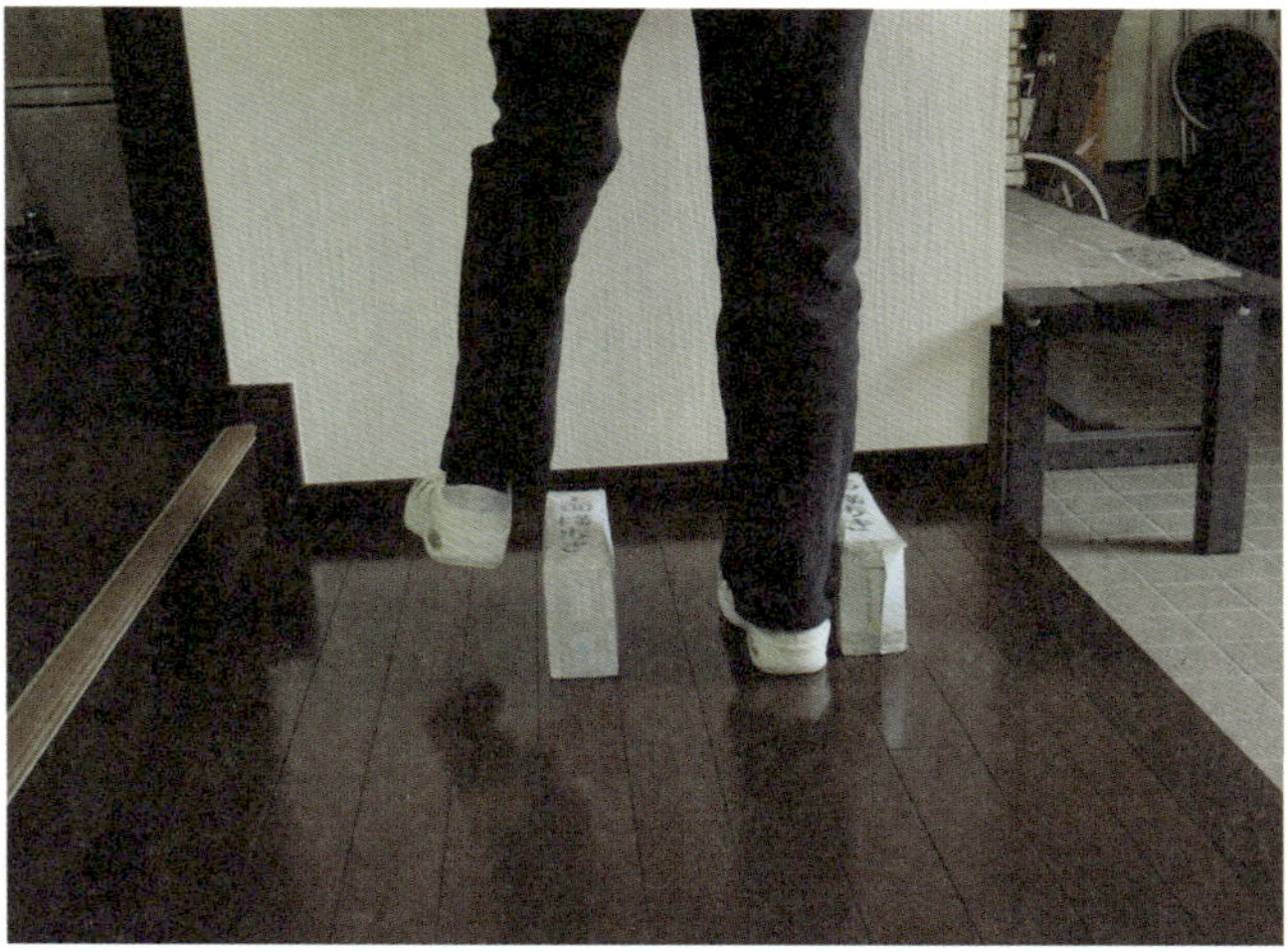

図 5-12　箱マタギ

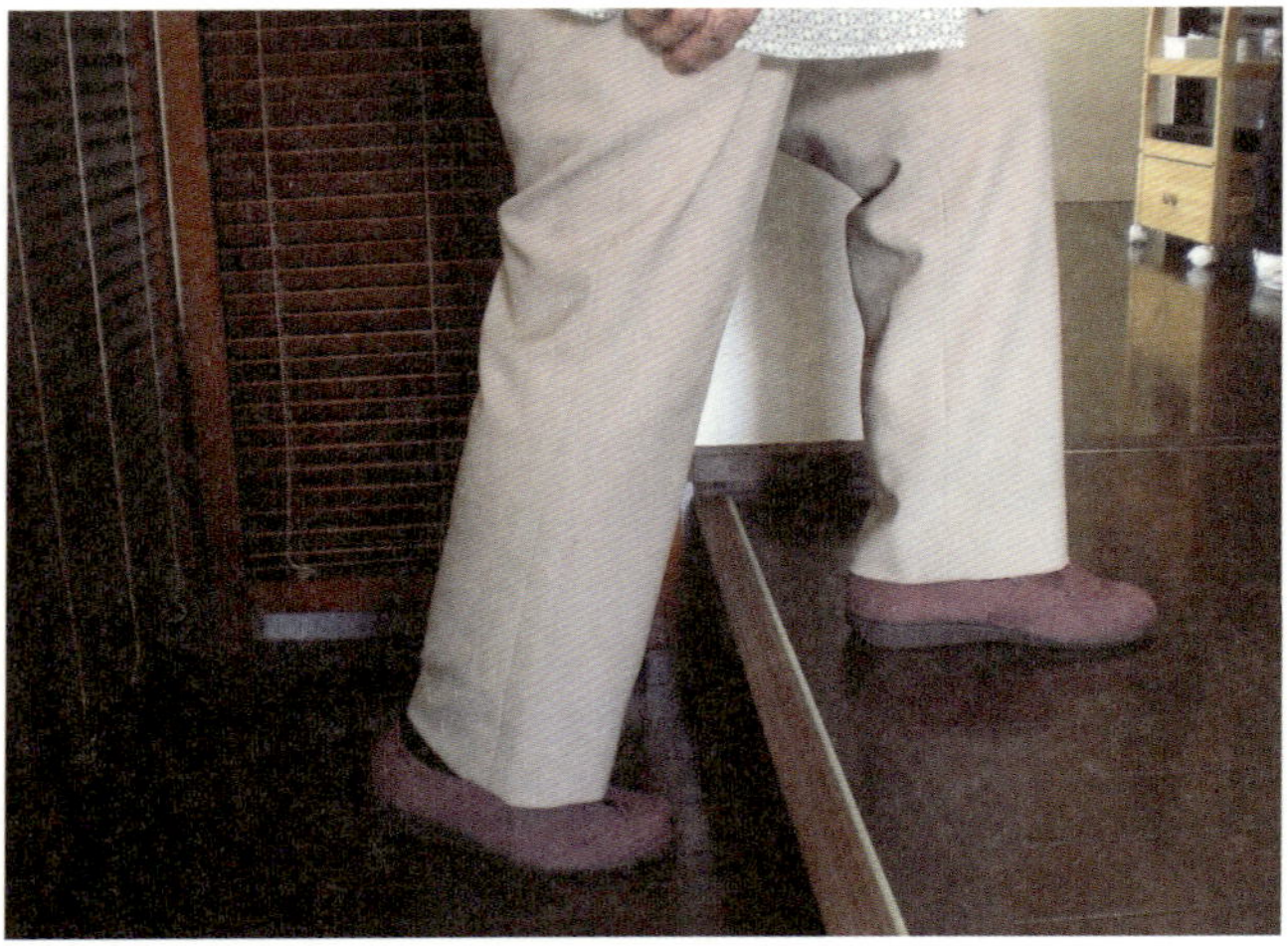

図 5-13　段昇降

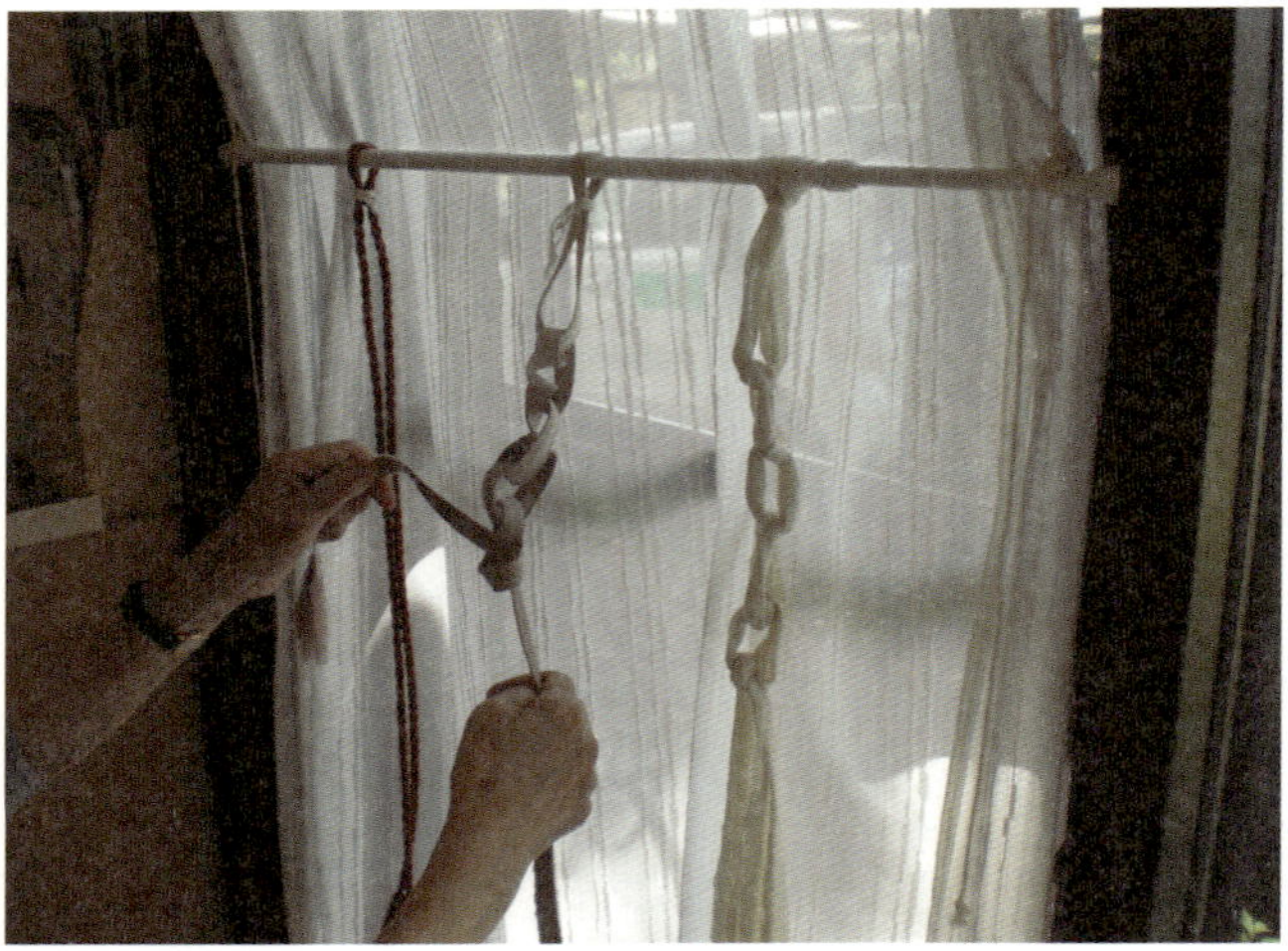

図 5-14　紐結び

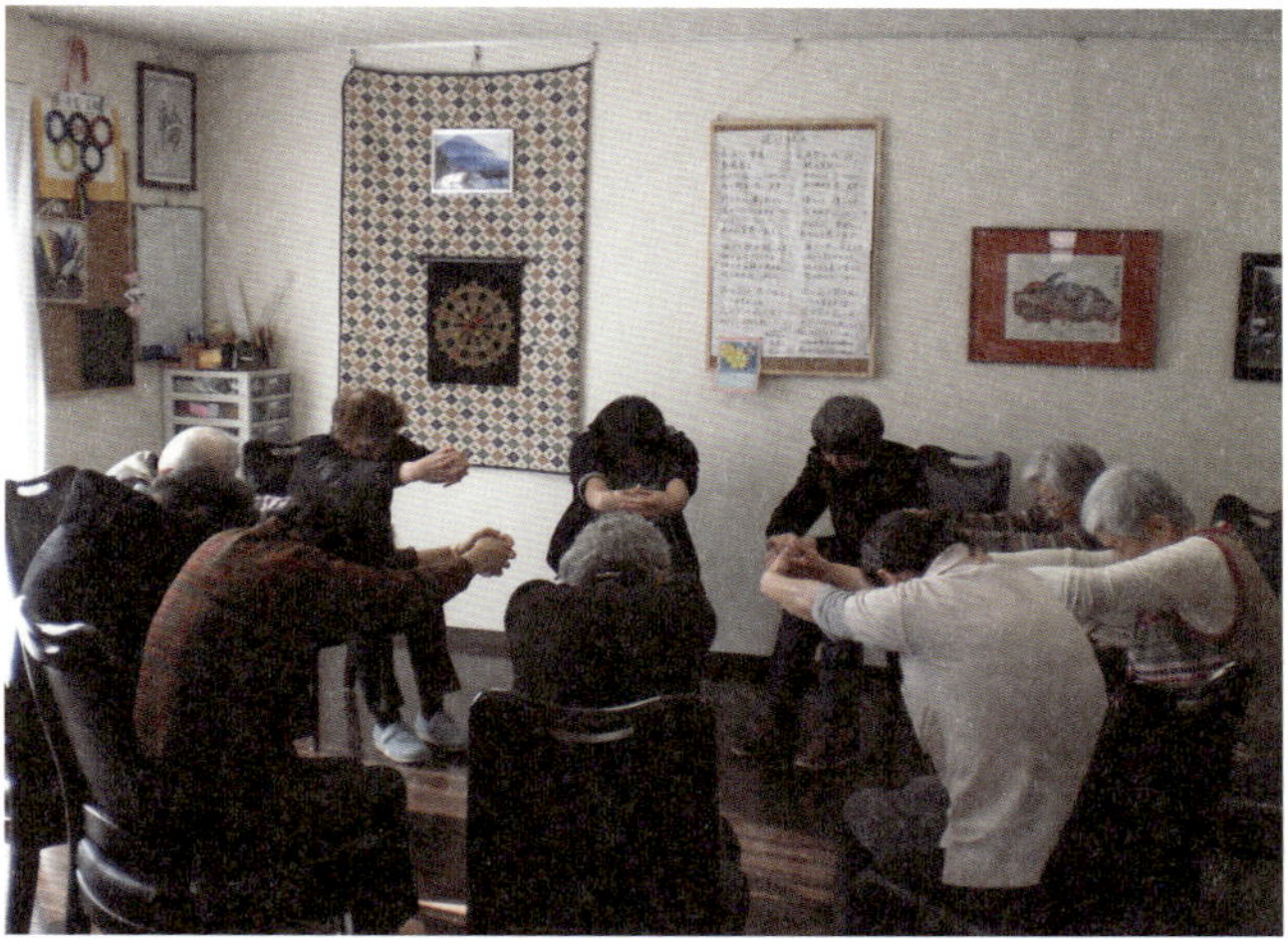

図 5-15　集団でのストレッチ

ついていて持ってきてしまったようです」と。500gの軽い物だったが、午後も含め、ずっとつけたまま過ごされていたのに職員は誰も気づかなかった。いつも手引きの介助が必要な利用者で足を引きずり気味に歩いてた。自分で立ち上がったところズボンに隠れて見えなかったためではあるが、冷や汗が出た。家族も本人も「一日良い訓練になりました」と言ってくれたが。

その他、箱を横にまたいだり（図5-12）、段の上り下り（図5-13）、紐を結んでほどいたり（図5-14）、利用者に合わせた高さからの立ち座りの練習をしたりと、利用者は忙しく動き回る。ひとつひとつはわずかな作業であるが、頭から体の隅々までくまなく使って基本的な体力と知力を鍛えてもらえるようプログラムを組んでいる。

◆集団で行う機能訓練

個別の訓練が終わると、椅子を丸く配置し、全員でストレッチや筋力強化、動作訓練を行う（図5-15）。職員を入れて10人前後という、グループとしてはちょうど良い人数である。集団ではあるが、きちんと職員の目が行き届き、利用者の意識も散漫にならず、それでいて集団としての協調性や場を読む力を求められる。そうした〝つどい〟というメリットを生かして活動を工夫している。

まず、全員一緒に朝の挨拶をする。「涼風」では〝待ち時間〟というのはほとんどない。もちろん、自分のやりたいことをやるために意識的に待つ時間はある。来所した順に個別基本機能訓練をしていくので、全員揃っての挨拶はこの時間になる。ここでお知らせ事項や最近のニュースについてひとしきりおしゃべりをする。

次に、関節を良く動かし、それに伴って筋肉をしっかりストレッチする。その上で、自分の体を使って軽い筋力強化や手足をうまく動かす練習をする。20分程度、運動の有効な方法や意味を話しながら進めていく。

それが終わると、週ごとに決めてある2種類の活動に移る。第1週目のひとつは「道具を扱う」（図5-16）と題して、大小のボールやお手玉を色々に扱いながら回していく。手足を使って上手に物を扱うことが日々の暮らしを円滑にすることを実感してもらいながら練習をする。道具としては、けん玉やうちわ、箸などを使うこともある。

もうひとつは「1分間スピーチ」である。テーマを決めて1分で話しをまとめる訓練である。

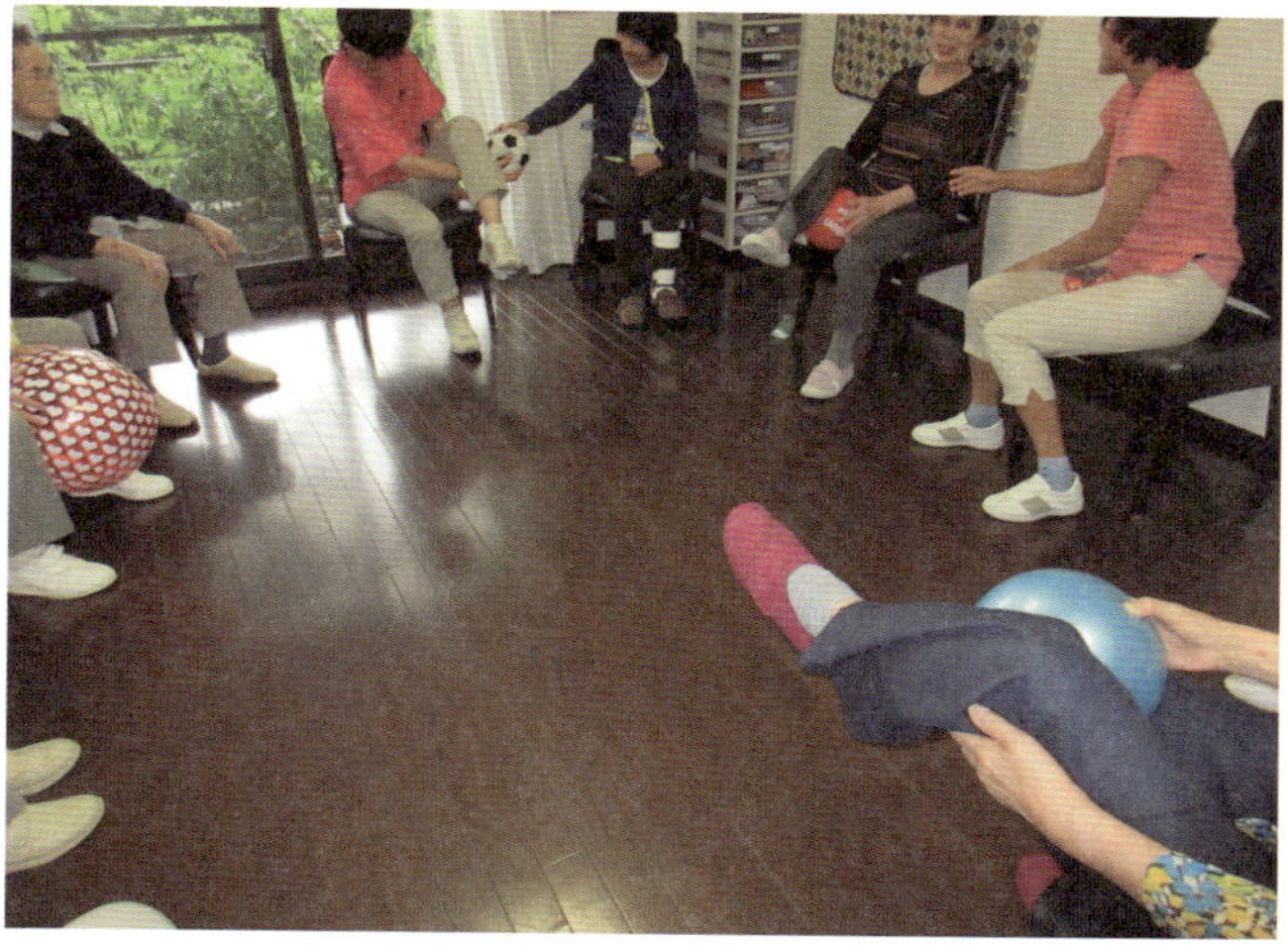

図 5-16　道具を扱う

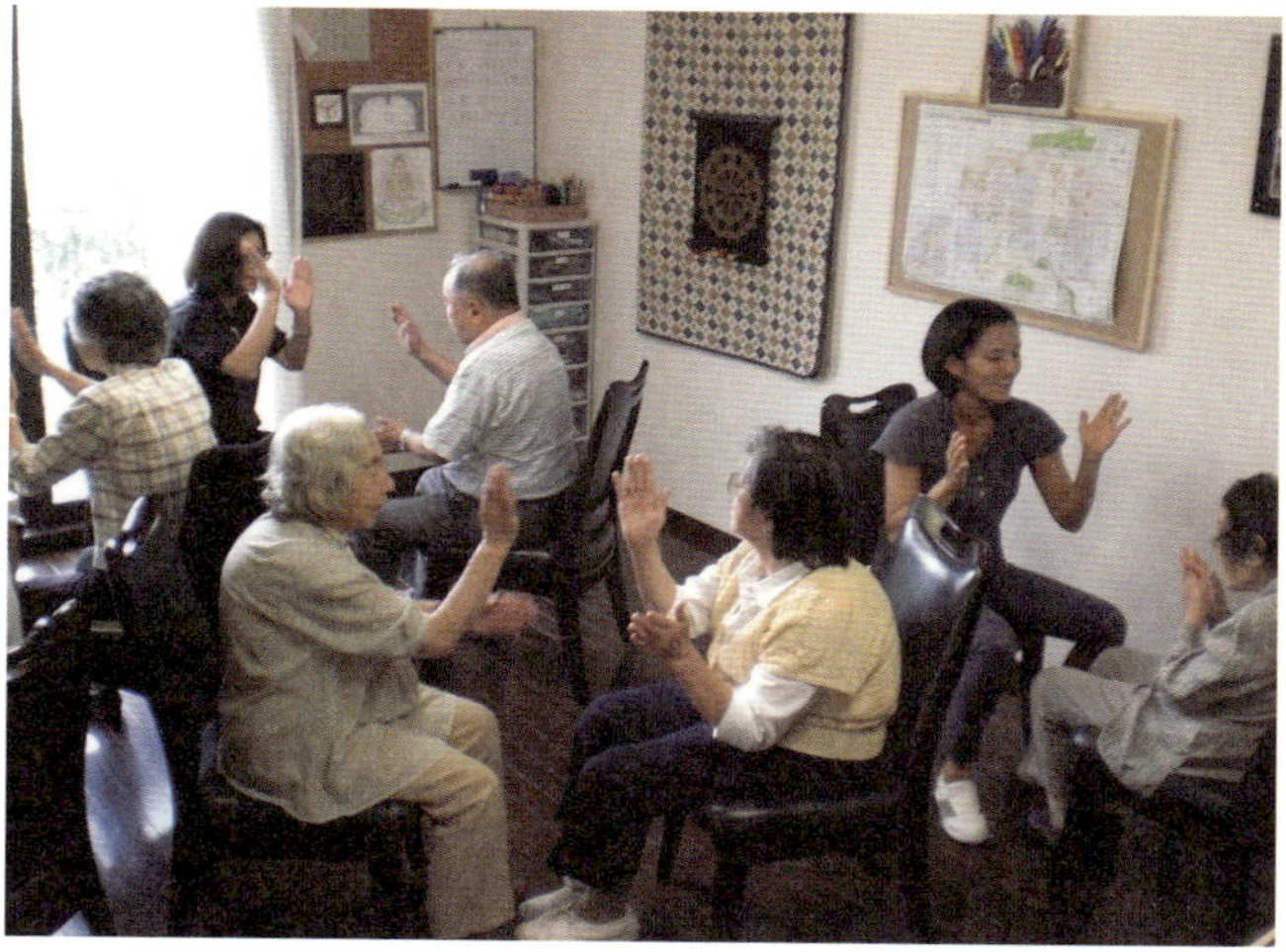

図 5-17　二人組体操

どなたもが主役となる時間である。1分と区切ることで、普段あまりおしゃべりをしない利用者も、取り留めなくしゃべる利用者も公平に話す機会を設けている。もちろん職員も同じ土俵で発表する。テーマは色々だが、時節に合わせたり、思いを引き出したり、回想をしたりと、その時々職員全員でテーマを決めている。新しい利用者が入ると、「自己紹介」というお題が出ることもある。利用者からのリクエストが出ることもある。最初恥ずかしがったり、話をまとめられず困ったりしている利用者も徐々に上手に1分間で話しをまとめられるようになる。様々な利用者の状況を見ながら、利用者がスムーズにその場に参加できるように職員はリードする。

第2週目は、「二人組体操」（図5-17）と「音読」である。「二人組体操」では二人で向き合い、協力して体を動かしたり、手遊びをしたりする。その内容はその日のリーダー（職員）の腕の見せ所である。この時間は笑い声や楽しそうなおしゃべりが良く聞こえてくる。一人暮らしが多い状況では手をつないだり、手合わせをしたりと、人と面と向かって活動することは貴重な時間になると思う。

「音読」は様々な素材を使うが、最近皆さんの楽しむ様子が見えるのは「シルバー川柳」である。脳トレーニングになるか否かは分からないが、ひとりひとりが声をだし、注目を浴び、他の人はそれに耳を傾ける時間を作っている。

第3週目は「お好きな活動」と題して午前中で帰る要支援の利用者にも活動を楽しめる時間を提供している。その日のメンバーによるが、現在提供している種目は、ビリヤード、卓球、麻雀、囲碁、オセロ、手芸、絵手紙、折り紙、足浴など、通常午後に提供している種目である。要支援の利用者も今年3月までは午後の活動も行っていたが、本年の介護保険の改正で介護報酬が下がり、また、平成28年度から「日常生活支援総合事業」が開始されるにあたって、その準備を含め、「涼風」では要支援者は昼食前までの活動とした。昼食を30分遅くして、午前中の活動を以前よりやや充実させた。短い時間の中でも、工夫すれば作業活動を入れることは十分可能である。要支援の利用者はこの時とばかり、活動を楽しんでくれているが、より活発な要支援の利用者とやる活動は、要介護者にとっても楽しい一時のように見える。

第4週目は「セラバンド」を使っての筋力強化と「連想ゲーム」である。「連想ゲーム」はメンバーによっていろいろなやり方をしている。職員だけが答えを知っていて、利用者が次々に職員に質問をしながら答えを導き出していくやり方。同じやり方だが、出題者を利用者自身がやる方法。利用者を半分に分け、一方のグループが対面の利用者に順に質問をしていって、もう一方のグループの利用者が順に答えて、最後に答えを導きだす。同じ種目でもやり方次第で面白さも違ってくる。利用者が出題者となるには、あまり認知面の低下があると難しいが、職員が適切に支援しながら行っている。出題者となった利用者は回答者より張り切っているように感じる。

第5週目がある時は、第3週目の「お好きな活動」を提供している。

「涼風」のお昼

2時間半程度の午前中の活動を終えると、皆さんお腹がすくようである。いよいよ昼食となる

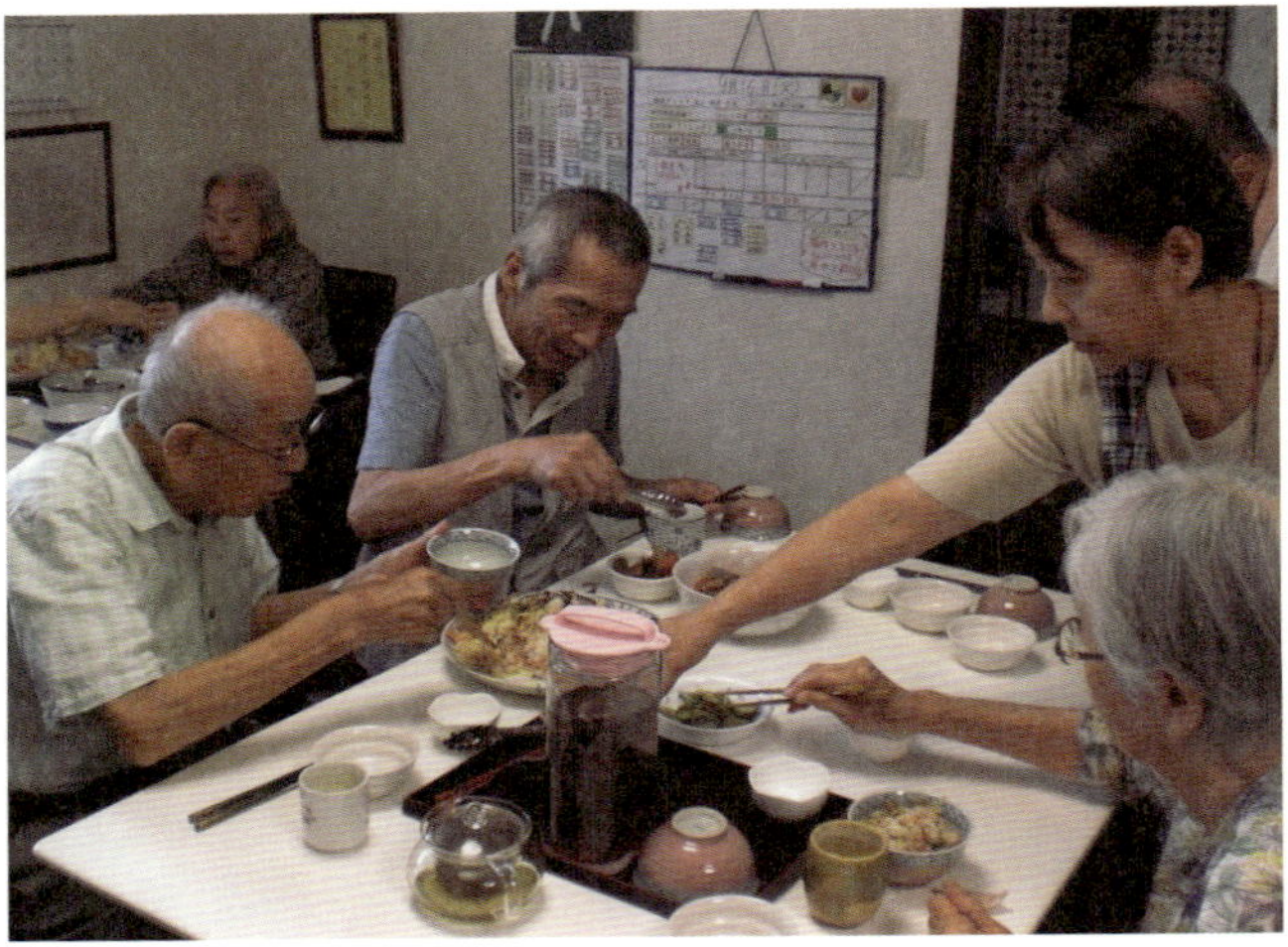

図 5-18　昼食をよそっている

が、その前には口腔体操を5分程度行い、手を洗い、好きな席に着く。

4人掛けのテーブルに必ず職員が1人入るので、利用者の数によって2～3卓が用意される。10人利用者がいた時は5人掛けのこともあったが、本年4月からは、要支援の利用者のサービス提供時間を昼食前の午前のみとしたので、2卓の時もある。

開設当初は、ひとりひとり副菜を配膳し、ごはんのみをお櫃から自分で適量よそってもらっていたが、2年目位からはテーブルごとに、副菜も大皿や器に人数分盛り、利用者に適量取ってもらうようにした（図5-18）。バイキング形式にしたいが、小規模では残量を考えるとそれはできないのが残念である。

こうしたおかずは市内の配食業者に頼んでいる。人数分をバットに入れて持ってきてもらい、「涼風」で温めている。ご飯とみそ汁は

「涼風」で作っている。

たまにだが、私が作ることもある。私の作るちらし寿司やドライカレー、カボチャのポタージュは人気である。

片づけは、テーブルの真ん中のお盆に、各自、皿や器を重ねておいてもらう。利用者によっては率先してテーブルを拭いてくれる人もいる。家では上げ膳据え膳だった男性が「この頃、食べた後、皿を片づけるようになりました」と家族から喜ばれることもある。食器洗いも利用者ができるような広さがあると良いが、同一時間にやるには設備がない。今のところ、自分の湯呑のみ洗ってもらっている。

食事が終わると歯磨きの時間である。自分の湯呑を持って、順に歯磨きをする。3か所流しがあるので、それほど待たずにできる。義歯をはずし、歯間ブラシも使ってしっかり磨いてもらう。手伝う必要のある利用者、声掛けのみ必要な利用者、自分でやる利用者色々であるが、磨いた後の歯の状態を見て介助の必要度を決めている。時と共に皆さん上手になる。

ようやく昼休みである。椅子での居眠り程度ではあるが、お昼寝をする利用者が多い。午前中しっかり動き、お腹がいっぱいになるせいだろうか。食堂との境の引き戸を閉めて電気を消して30分程度休養する。食堂で起きている人もいる。パズルをしたり読書をしたり、小声でおしゃべりをしたりして過ごす。

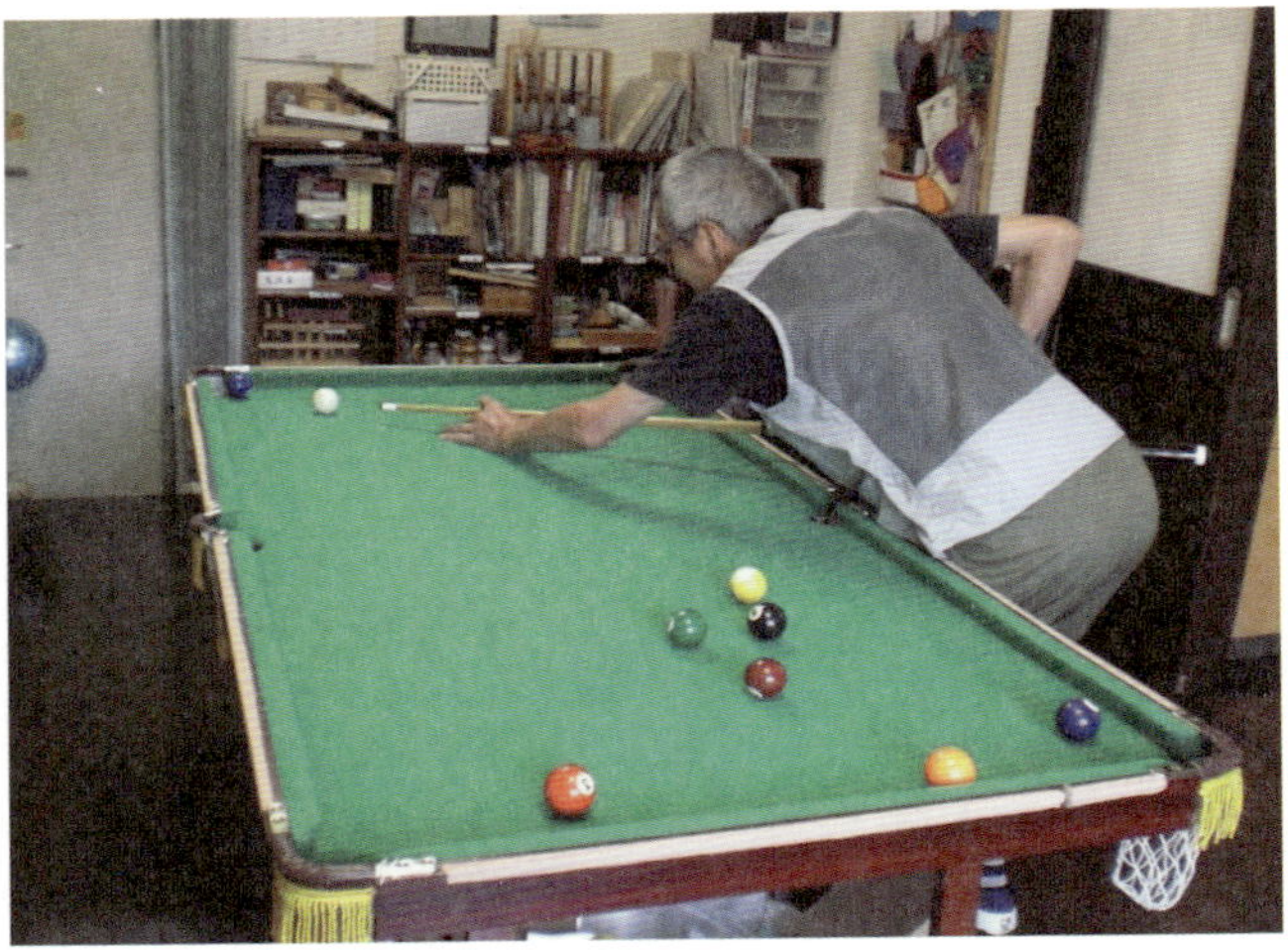
図 5-19　ビリヤード

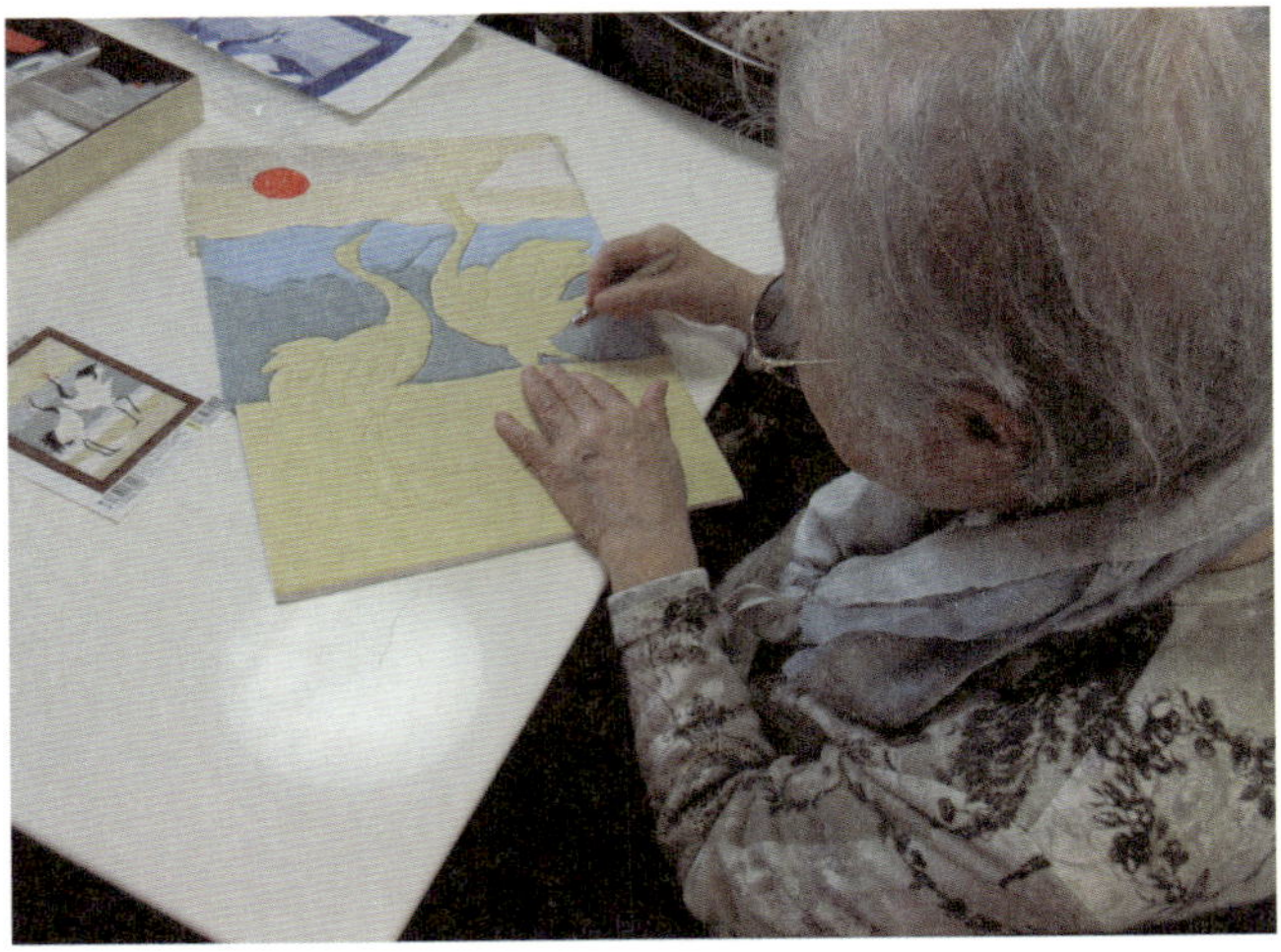
図 5-20　木目込み

「涼風」の午後：作業活動を楽しむ

午後は1時間程度、それぞれ好きな作業活動を楽しんで過ごしている。その種類は30種類以上用意しているが、その時々の利用者によって、はやりすたりがある。ビリヤードや外散歩のように何名でもやれる種目、囲碁やオセロのように2人でやる種目、手芸や習字のように1人でやる種目など、その時々の利用者や季節によっても変わってくる。その日の利用者数や体調、気分、気候によってもくるくる変わるのが「涼風」の活動の特徴である。

基本的には利用者がやりたいことを実現するのが通所介護の仕事だと思っているが、訓練になるという意味で、利用者にお勧めすることもある。作業を提供するにあたって大事なことは、利用者がやりたいと思う意欲、やって楽しいという感情を大切にすることである。それと共に、利用者が抱えている課題、例えば片麻痺で日常生活に障害があるとか、一人暮らしになり、今までやっていなかった料理や洗濯をしなければならないとか、といった課題を解決するために有効な作業を提案し、説明し、提供することも大事だと思う。

用意している日常の主な作業活動は、軽スポーツ類として卓球、ビリヤード（図5-19）、テーブルホッケー、パターゴルフ、ダーツなどがある。手工芸類としては革細工、木工、彫刻、編み物、木目込み（図5-20）、刺し子、折り紙などがあり、手芸材料会社のパンフレットを見ながら利用者の希望を取ることもある。来年の干支に合わせた作品も人気である。絵画類としては貼り絵、塗り絵、絵手紙など。他に書道や写経なども用意している。ゲーム類としては麻雀、囲碁、

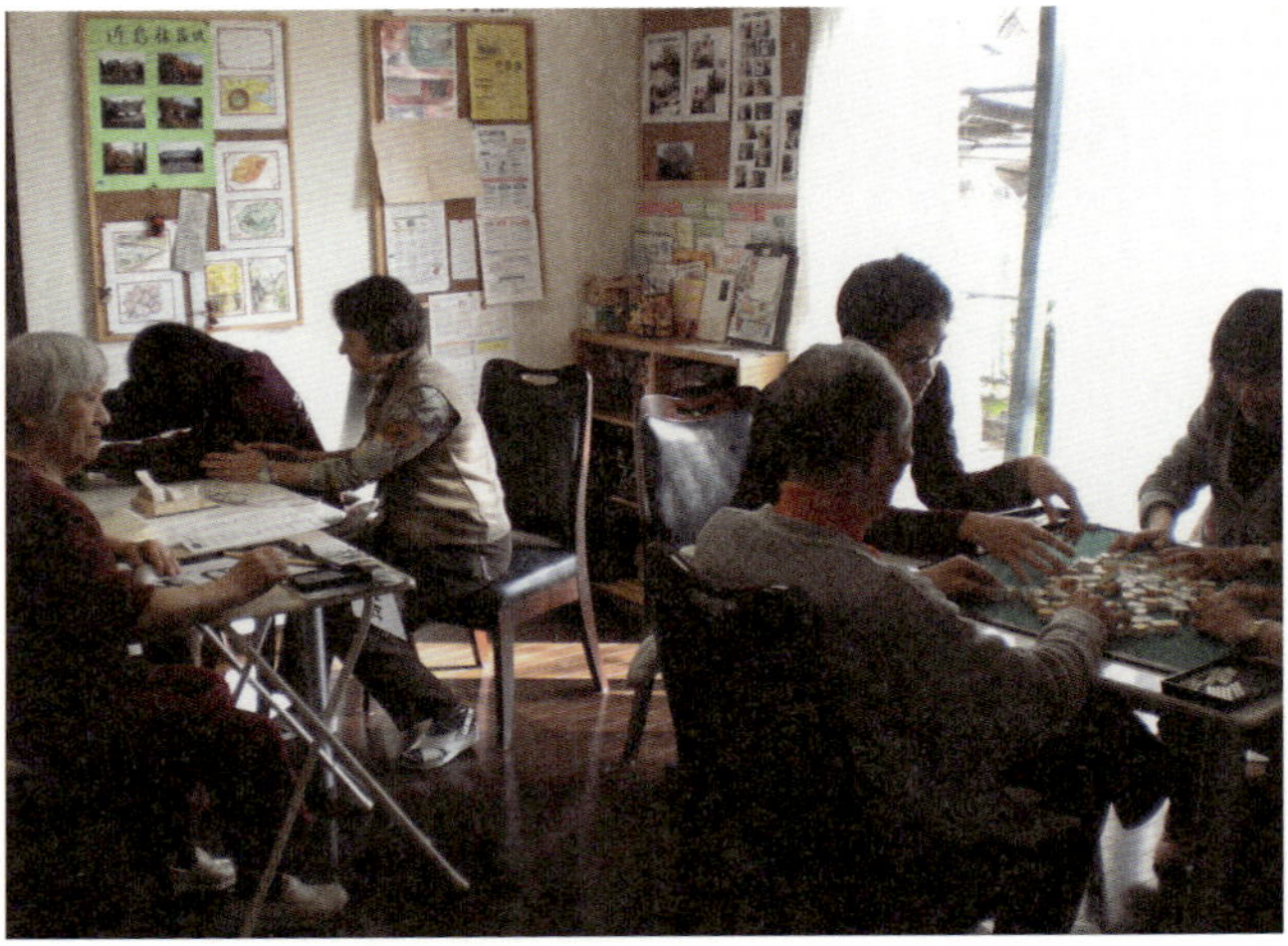

図 5-21　様々な作業活動

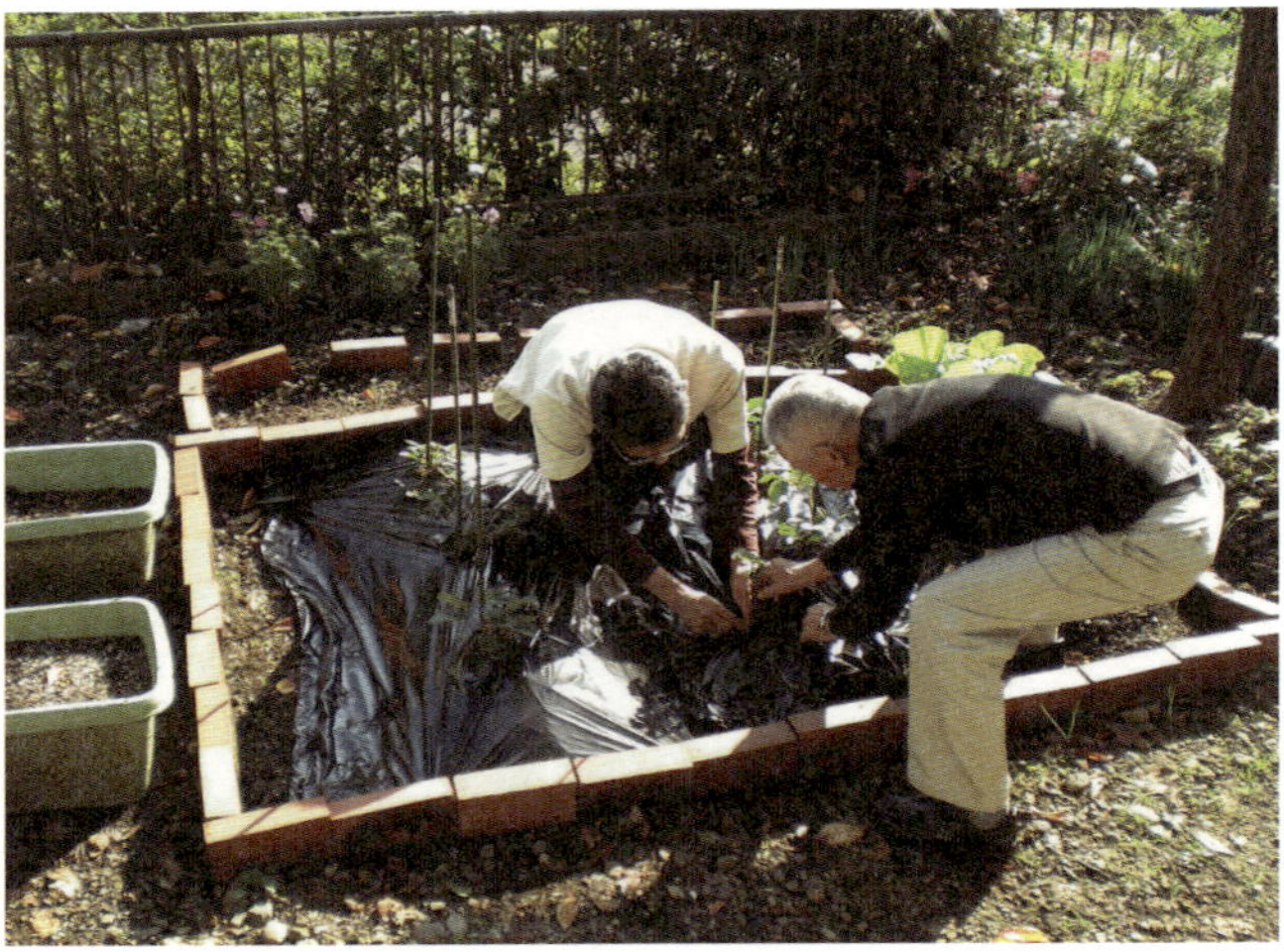

図 5-22　畑作業

将棋、オセロ、トランプ、百人一首、郷土かるたなどを用意している。音楽も楽しい活動で、希望があれば皆で歌うこともあるが、それぞれの作業をしながら自然発生的に歌うこともある。ミュージックベルやハーモニカも希望があれば数名で行うなど、季節やその日の雰囲気、利用者の状況に合わせて様々な作業活動を楽しんでいる。みなが同時に、所狭しと、あちらこちらでそれぞれ好きなことをやっている（図5‐21）。幸いなことに、そうした多種類の作業活動に、それぞれ得意不得意はあるものの、対応できる職員が揃っており、職員自身も楽しんでいるのである。

その他、畑作業や個人別調理、足浴などという活動もある。

畑作業（図5‐22）は希望があったからといってすぐにできるものではない。年間を通じて庭の手入れが必要だし、野菜や花には時季というものがある。利用者の希望がない場合は職員がやっておかなければならない。幸い、畑作業を始めてからは、少し間をおいてでも、希望する利用者がいるのは嬉しいことである。そうした利用者は、家にいても畑のことを気にし、肥料となる葉や植物を取ってきてくれたり、種を持ってきてくれたりする。畑作業に参加していない利用者も、実のなり具合や葉の生い茂る景色を楽しんでいる。これまでに育てたのは、きゅうり、万願寺唐辛子、ミニトマト、白菜、ブロッコリー、ゴーヤなどである。最初のうち成果は少なく、ミニトマトなど10粒にも満たなかった。「涼風」ではその小さなミニトマトを更に4分割して全員で味見をする。万願寺唐辛子は1㎝長さに切って油でいため、醤油と鰹節をかけ、楊枝を指して出来立てを全員でフーフー食べる。それぞれの作業活動の手を休め、皆で収穫の喜びを味わうのである。白菜は巻は薄いが美味しくできた。みそ汁の具に何回も使った。ブロッコリーはゆでて主菜の横においた。それらの調理は職員がすることもあるし、元料理人の利用者がしてくれることもある。調理は必要に迫られて訓練としてやる場合も、好きで楽しみにやる場合もある。利用者によって材料を持参してもらったり、「涼風」で用意したりもする。出来上がった料理は他の利用者に一口ずつ味見をしてもらい感想を言ってもらう。一人の喜びを他の利用者にも分かち合えるのが小規模の良さである。出来上がった料理は〝今日の夕食の一品〟に持ち帰り、家族と食べてもらう。様々な料理を作ったが、筑前煮やポテトサラダ、ハンバーグ、八宝菜は個人別料理の定番である。

足浴は最初、利用者からの足の皮剝けの相談から始まった。すぐに皮膚科に行ってもらった所、水虫とのこと。きれいに洗って塗り薬をつけるよう医者からの指示が出た。その利用者は訪問介護による入浴介助が入っており、担当者と相談し、「涼風」では週2回、訪問介護が週2回、他は自分で薬をつけることにし、「涼風」での足浴が始まった。それを契機に、他の利用者の足も拝見することにした。多くの利用者に水虫らしい皮剝けを発見し、受診をお勧めした。たいがい水虫との診断で薬が処方される。足浴をし、薬をつけ、家族やヘルパーにもお願いし、大体は水虫退治ができている。水虫をほおっておくと爪白癬になり爪の形が崩れ、歩行にも影響してくる。足浴をする通所介護は多いが、靴下のままの温浴が多い。水虫の時はどうするのだろうと他人事ながら心配している。他にも足浴の効用はいろいろあるが、浮腫の軽減、血圧の適正化などに役立つとともに、そうした身体的に問題のない利用者も、職員と1対1で過ごす時間は精神的な安定にもなるようである。自分から「私もやってもらえないでしょうか」と聞いてくる利用者もいる。今では開始時にほぼ全員に足浴をさせてもらい、足の状態を拝見している。その上で、水虫や浮

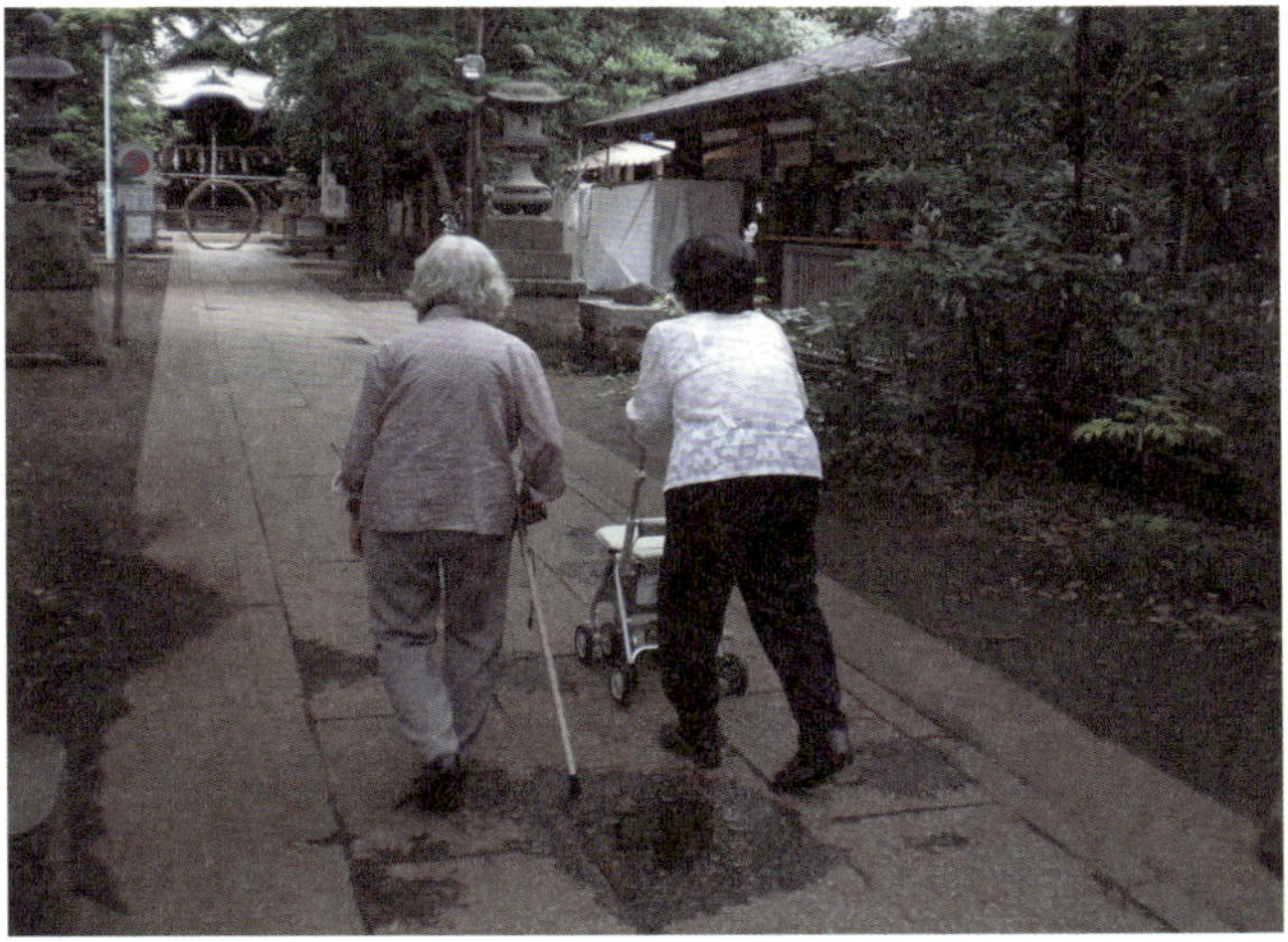

図 5-23　神社へのお参り

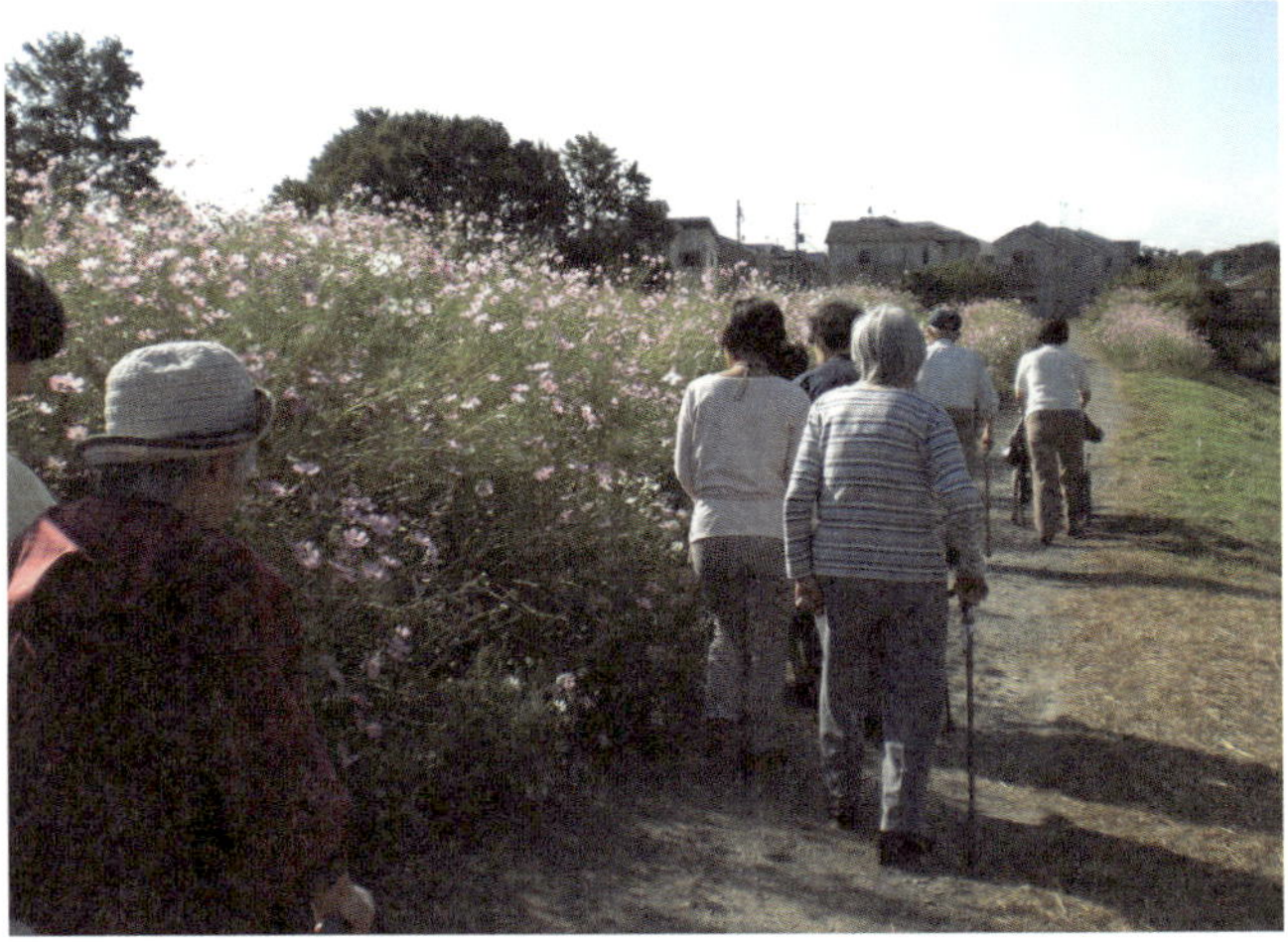

図 5-24　コスモス散歩

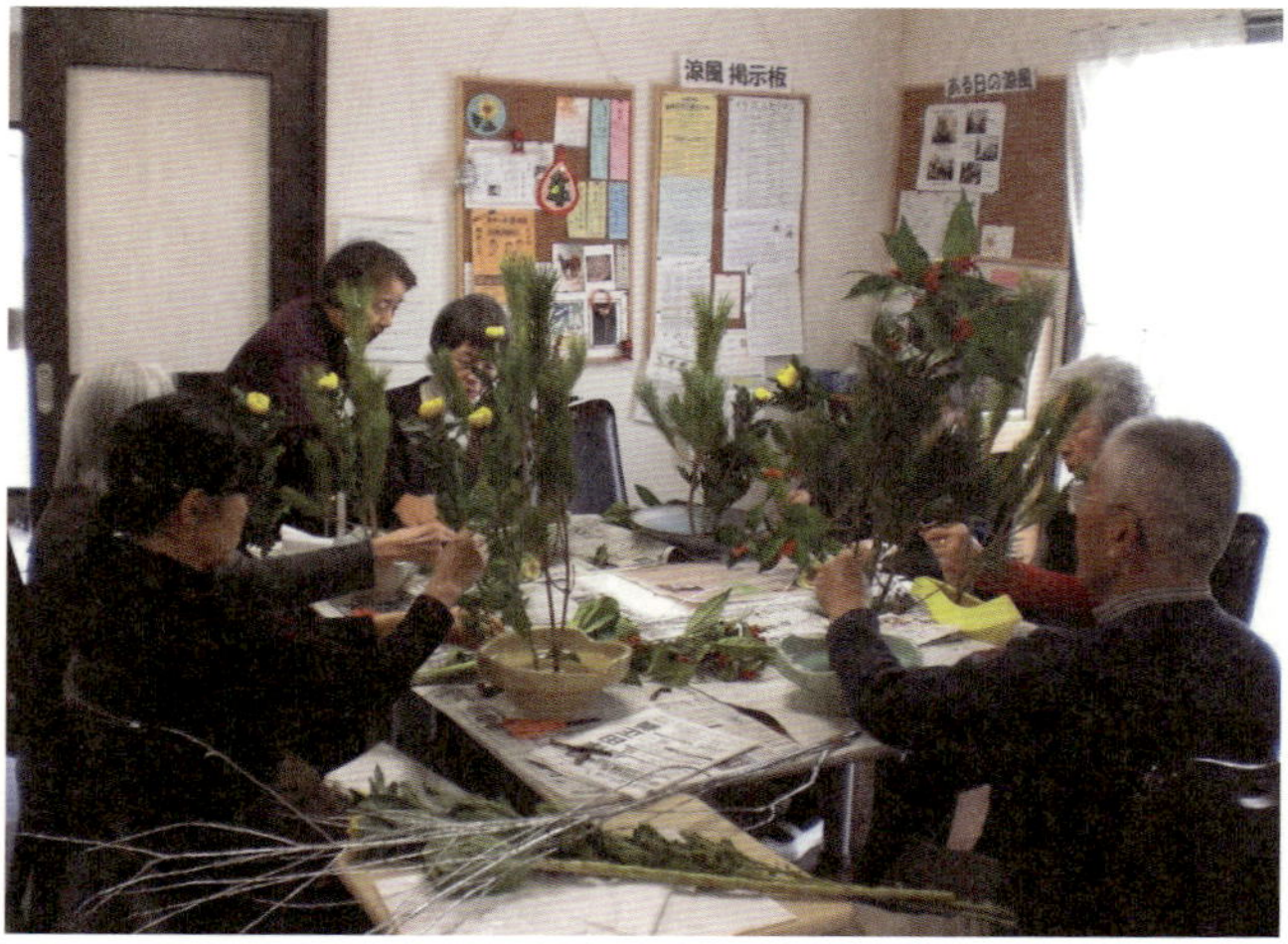

図 5-25　正月用生け花

腫が強い方にはこちらからお勧めをしている。

気候が良い時は外散歩の希望も多い。「涼風」の周囲は自然が一杯である。近くの神社へのお参り（図5-23）、花見散歩、コスモス散歩（図5-24）等も季節に合わせて行っている。紅茶に菓子、敷物などを持っていき、さわやかな風を感じながらコスモスを見てアフタヌーンティーを楽しむ。

季節に合わせた活動として、生け花がある。最初、楽しみな活動として提供したが、暮れが近づくにつれ、「お正月の花を活けたい」という希望があり、年末には希望を募って正月用生け花を毎年やるようになった（図5-25）。出来上がると作者と一緒に写真を撮って提供する。利用者は家に帰ってその写真を見ながら再度活ける。先生は利用者の中に沢山いるので不自由はしない。

もちろん、〝考え中〟や〝休憩中〟、〝気分次第〟などがあっても一向に構わない。それが利用者の意思であれば、その場にいて、周囲の人々とかかわりながら見て居るだけでも、それは通所介護のサービス提供のひとつのあり方だと思っている。これまでのところ、この種の〝活動〟が選ばれるのはそれほど多くはないが、作業を選ばなければならない中で選ぶのと、選ばなくても良いという状況で選ぶのとでは、作業をするにあたっての意欲に違いが出る。作業を強制されるという感じも少なくなるように思う。〝休憩中〟や〝気分次第〟などを選んだ人も、活動が始まると自然に他の人の活動に加わっていくことが多い。

活動費について

作業活動をするには費用がかかる。材料費や特別外出時の交通費や食事代、入場料は実費をいただいている。足浴代は開始時は評価の一環なので無料で行うが、それ以降は200円いただいている。小さなお金をいちいちやりとりするのは大変だが、大事な活動のひとつだと思い、そのつどいただいている。社会の中でお金のやり取りをすることが少なくなってしまっている利用者も、この時ばかりは自分のお財布をバッグから取り出し、金種を見ながら払ってくれる。「涼風」に来るときは、1000円程度をお財布に入れて来てくださいとお願いしている。

「涼風の時間」がこうなっているわけ

ここ数年のはやりで、〝機能訓練特化型〟とか、〝高齢者フィットネス〟とか、〝リハビリデイサービス〟といった副題のついた半日の運動訓練やマッサージを中心とした通所介護施設が多く開設した。一方、〝カジノ〟や〝麻雀〟を売りにした通所介護施設もあるようである。いずれもそれなりに利用者の暮らしの一面を支えるのに貢献していると思う。しかし、私は日中の一日を通してバランスよくサービスを提供することが、利用者の暮らし全体をよりよく支えることができるのではないかと思っている。

加齢や障害に伴って、徐々に体力は低下し、筋力は弱り、動きは鈍くなってくる。せめて週に1～2回は「涼風」の午前の活動のような要素的な訓練をしてもらいたいと思っている。そして、家でも時々は思い出してやってもらえるよう、特別な機械や器具は使わずに種目を作っている。したがって、午前の活動を選択ではなく、半ば強制的に、ただし、その効用をきちんと説明しながら提供している。

午後の活動は、できるだけ自分のやりたいことをやれるよう、種目を多くし、「涼風」にない場合は新たに用意したり、持参してもらったりしている。同一時間に様々な作業活動が行われていることで、他の人の作業を見て「やってみよう」と思い立つ人もいる。

こうした一日を通して、様々な生活行為が見られるが、そうした生活行為にやりにくさがあれば、そのつどやり方を工夫したり、訓練をしたり、自助具を作ったりして支援している。そのことは利用者に対してのみでなく、ケアマネや家族にも伝え、家での生活に役立ててもらっている。

通所介護の一日は、まさに〝丸ごと作業療法〟の一日である。

第6章

「涼風」の特別な時間

季節の行事

「通所介護」は毎週、定期的に通う施設である。そこには曜日があり、月があり、四季がある。そうした時の流れに沿った暮らしを展開できるのが「通所介護」の強みである。日本には四季があり、折々の行事を楽しむことができる。昨今、昔ながらの行事が少なくなり、逆に外国の行事なども増えているが、煩わしくない程度に、季節の行事を取り入れている。

小金井市の春は市内中、桜が咲き誇る花見の季節である。「涼風」の周辺は今一番の花見の場所らしく（桜にも旬の年齢があるらしい）、様々な通所介護事業所の送迎バスが並ぶ。もちろん花の咲いている2週間程度はよく散歩に出かける。2月頃から鶯の声が聞こえはじめ、徐々にその鳴き方が長く上手になるのを部屋の中から聞いて楽しんでいるが、桜の枝から枝へ飛び回り、時折啼く鶯の姿を見つけながらの散歩は格別である。しかし、やはり〝花より団子〟、花見の季節の一番の楽しみは〝回転寿司〟へ繰り出すことである。雨でも出かける。送迎車の中から花見をし、いよいよカウンターに座り、各自好きな皿を取ったり、注文をしたりする（図6-1）。この年1回の回転寿司を心待ちにしてくれている利用者も多い。会計は各自自分の財布から出して支払う。

バラの季節には〝神代植物園〟に出かけるのを毎年の楽しみにしている（図6-2）。春に行くことが多いが、秋のバラを見に行く時もある。いずれの外出も午前中の個別機能訓練をした後出発する。バラの香りが薫るさわやかな風が吹く中での昼食は最高である。この時のお昼ご飯は、途中のコンビニで各自買うことにしている。コンビニでの買い物と支払い、自動販売機での入場

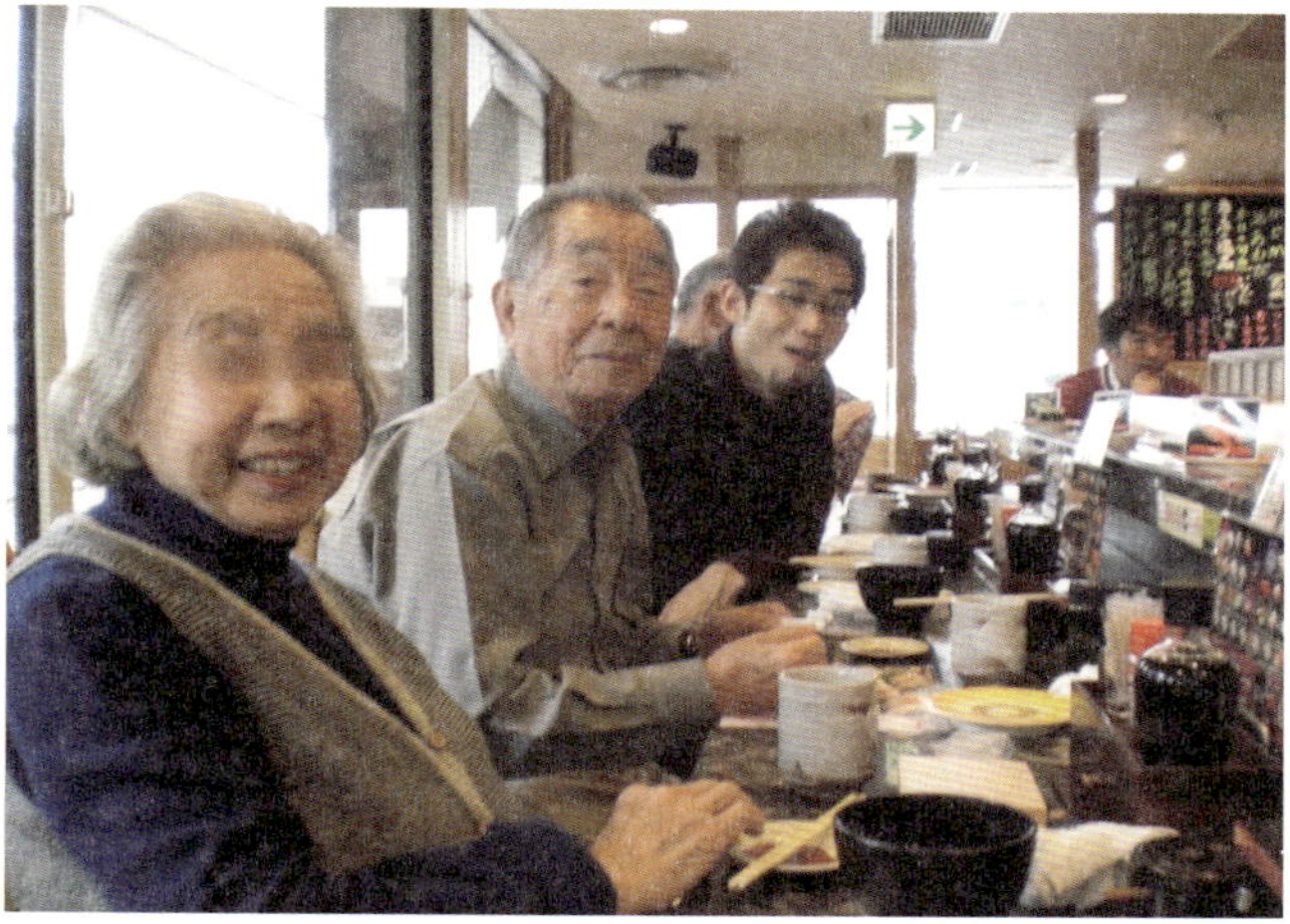

図 6-1　花見のあとの回転寿司

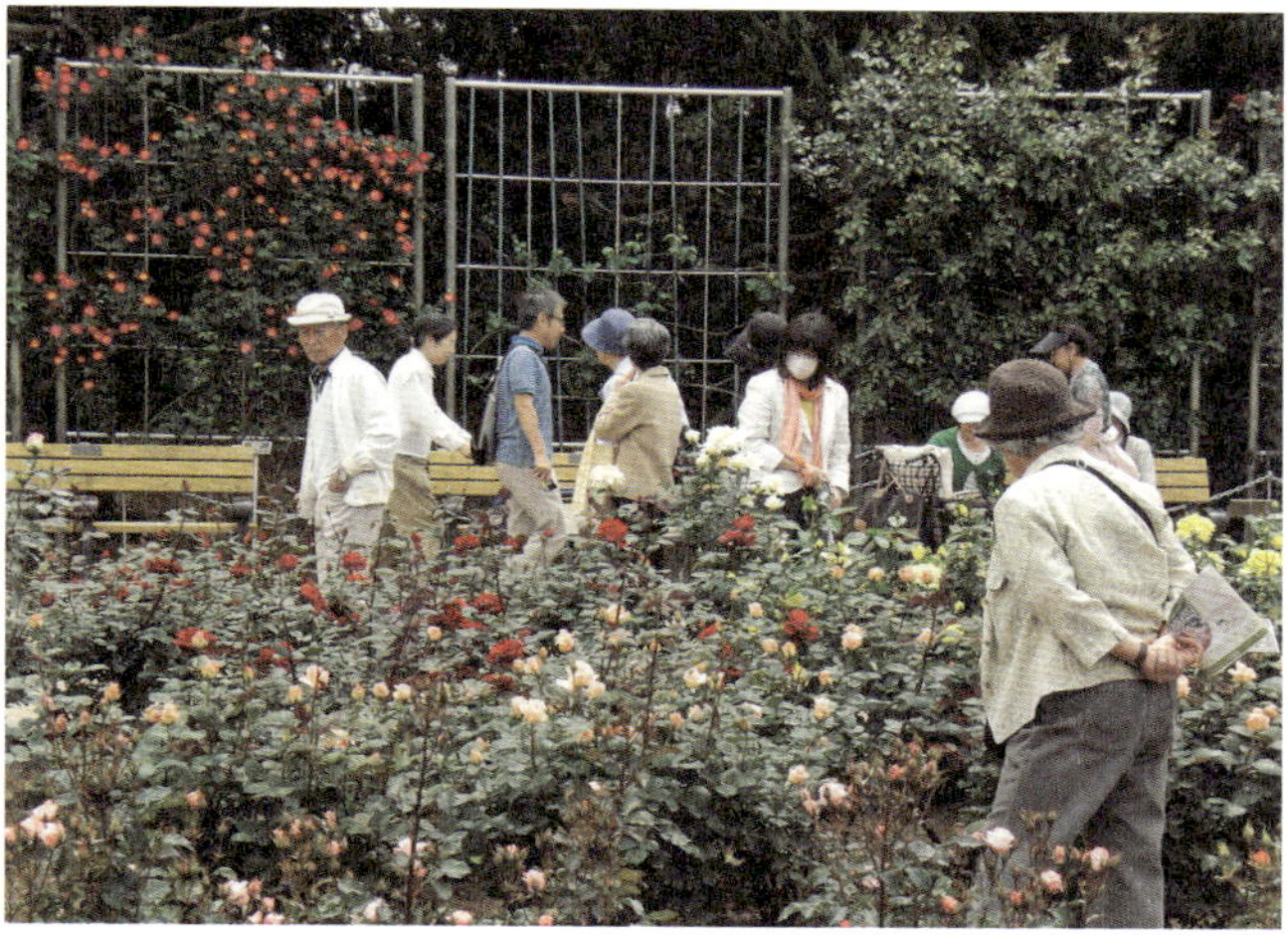

図 6-2　バラの季節は植物園へ

券の購入、お土産の購入など自然な形で買い物訓練ができる。そのつど思い出す大失敗がある。以前の勤務先の予防教室でのことである。コンビニは初めてということだったが、足腰も頭もしっかりした利用者だったので、遠目には見ていたが付き添ってはいなかった。昼食時、職員が気づいた。何と、飲んでいたのは果物の絵が美味しそうに描かれた缶チューハイだったのである。その利用者はお酒もほとんど飲んだことがなく、「甘くておいしい飲み物よ」とジュースを飲んでいるつもりだった。半分程度飲んだところで職員が気づいたが、帰宅した後、延々と昼寝をされたそうである。肝を冷やした。そんなことを利用者に注意しながら買い物を楽しんでいる。

7月7日の〝七夕〟は2週間ほどをかけて準備をする。飾り付けの材料（折り紙や和紙など）や短冊を目に見えるように置いておき（図6-3）、好きな時に願いごとを書いたり、飾りを作ったりできるようにしてある。こうしたことが好きではない人も、興味のない人もいるので一斉にやることはしない。しかし、それぞれの願いごとには皆さん興味を持たれ、特に、若い職員の書いた「今年こそは誰か良い相手を」などの願いごとには興味津々である。

9月は〝敬老週間〟を開催し、利用者さんの長寿をお祝いしている。「涼風」では一番偉い人は〝一番年をとっている人〟ということになっている。一日でも長く生きた人が偉いのである。様々な折に、年齢順を使っている。敬老週間恒例の催しは〝大きなすごろく〟であるが、その順も偉い人から並んでもらっている。自分より若いと思っていた他利用者が自分より年をとってなお元気でいるのに驚かれる利用者もいる。そして「負けてはいられない」と。〝大きなすごろく〟はA5の板目紙を使ってそこに様々な〝お題〟を書き、サイコロを振ってその人に見立てた立札をさ

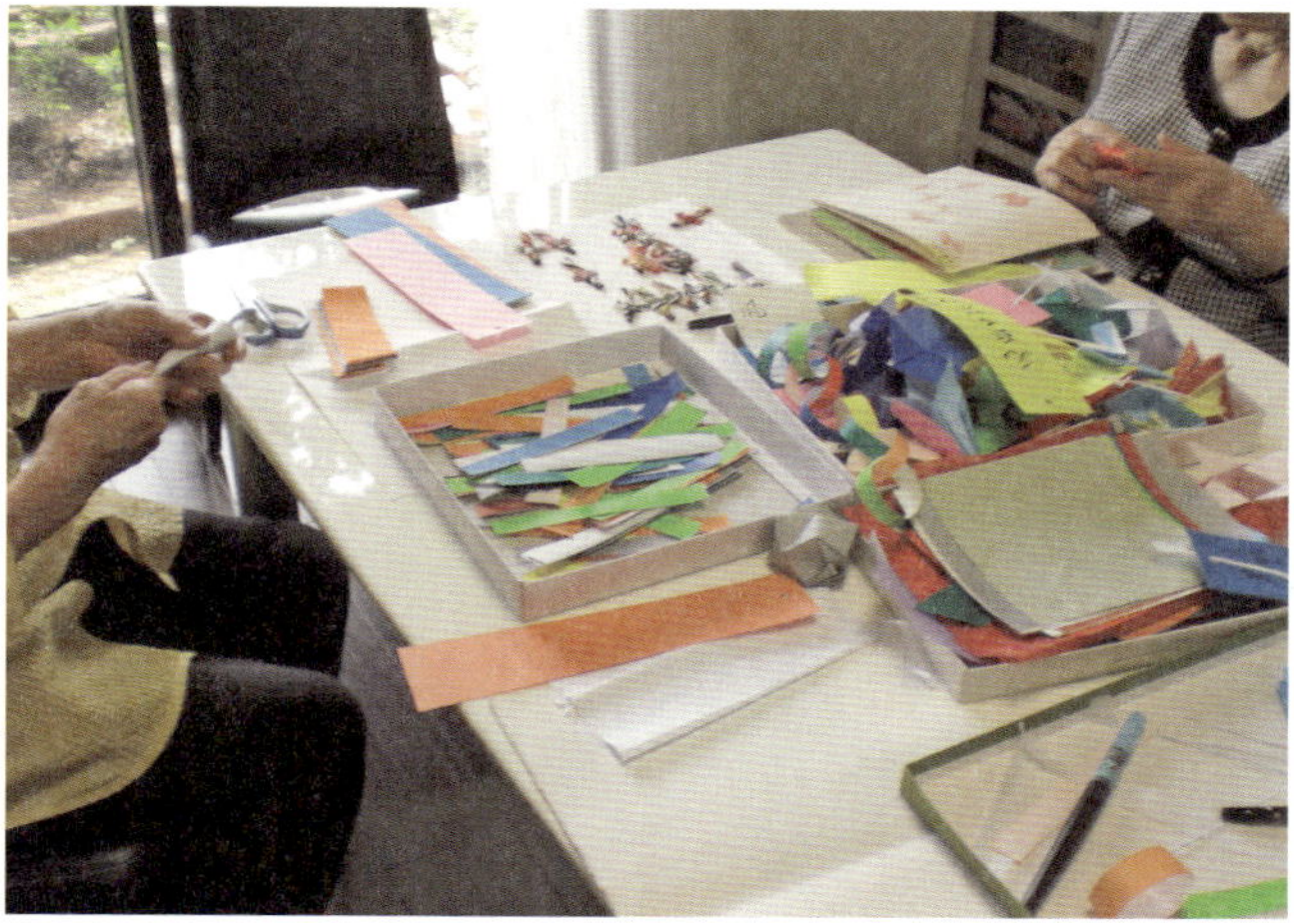

図 6-3　七夕飾りの準備

いころの目の数進ませ、止まったところに書かれている〝お題〟に従うのである。「あなたの初恋の人は？」とか、「石井先生に物申す」とか、「とびっきりの笑顔」とか、早口言葉なども入っている（図6-4）。皆さん大真面目で〝お題〟に取り組む。ここでも職員は一人の参加者となって一緒に楽しむ。そして上がりになった順にささやかな景品を取っていく。その日のおやつは抹茶と和菓子と決めている。

暮れにはやはり〝忘年会〟である。年に一度、一週間「涼風」の〝カジノ〟が開かれる（図6-5）。クリスマス会というよりは忘年会という方がなじみやすい利用者が多い。それでもデコレーションケーキが出るのは和洋折衷、日本人ならではのことである（図6-6）。カジノはルーレット、ダイスゲーム、ブラックジャック、ダーツなどを組み合わせて

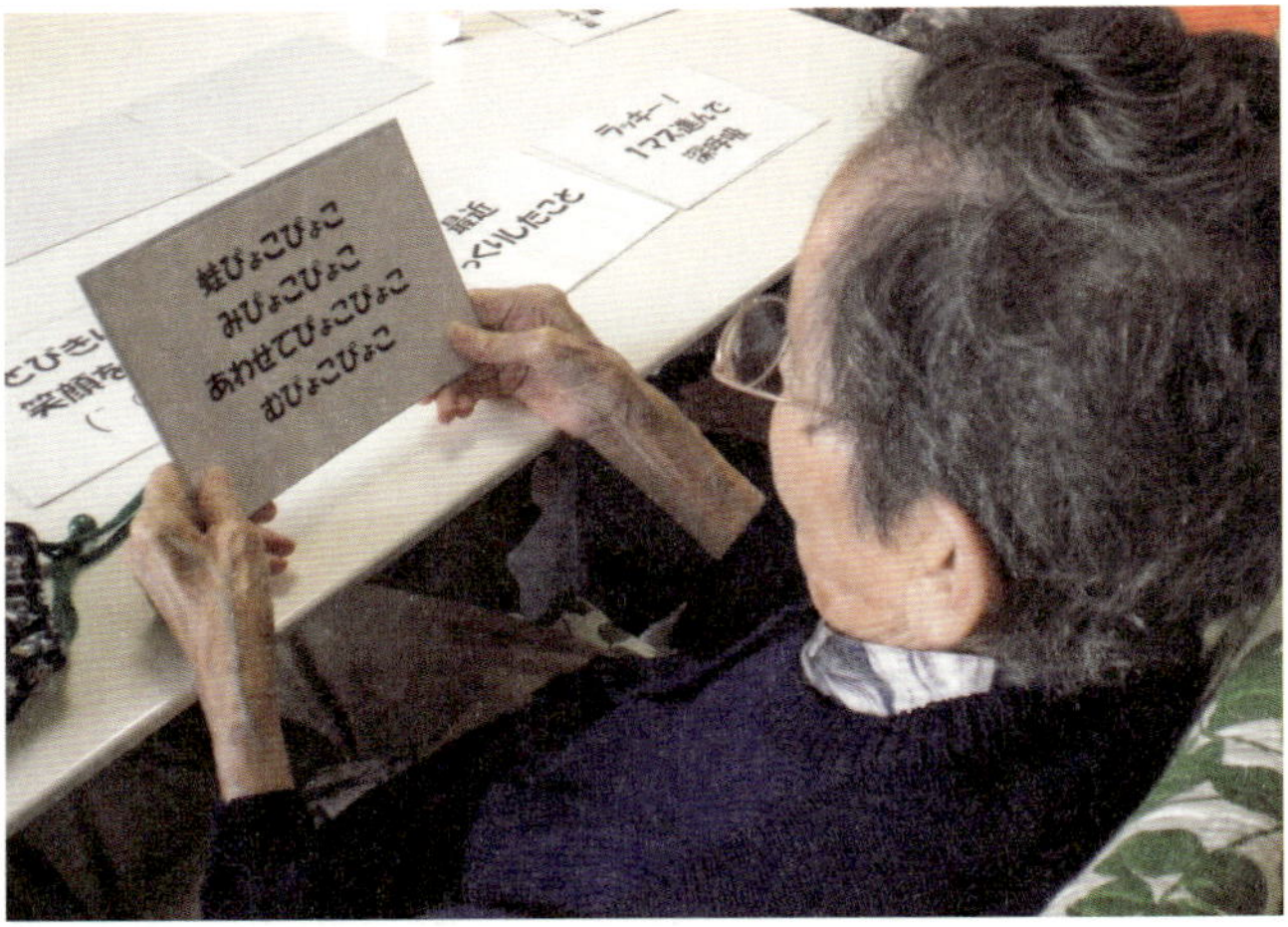

図 6-4　お題は早口言葉

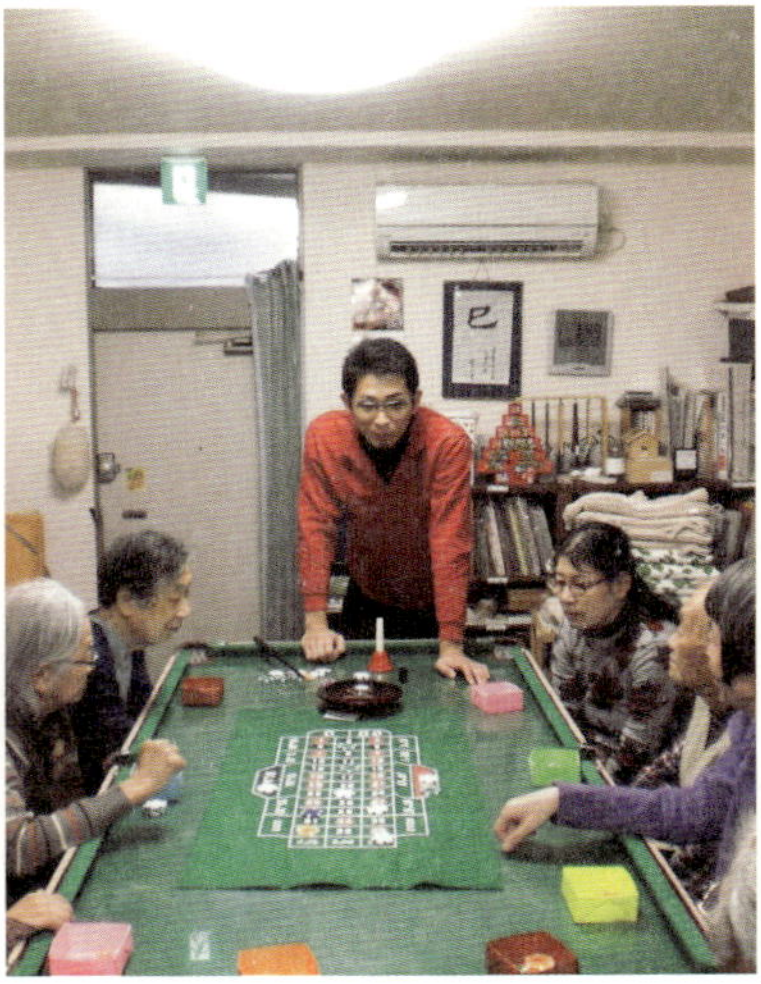

図 6-5　年に一度のカジノ

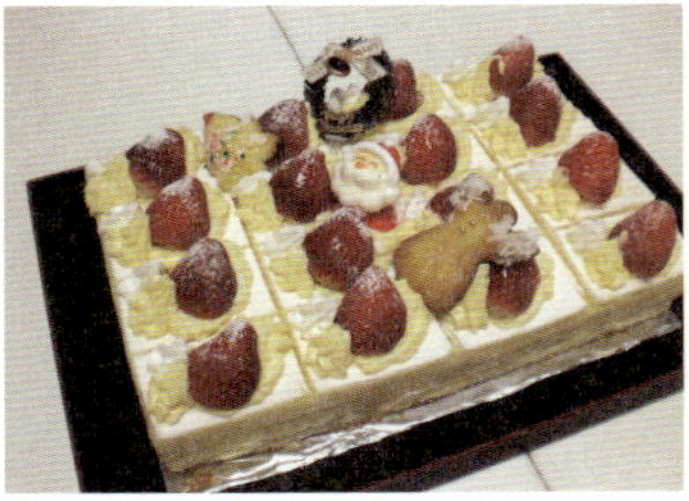

図 6-6　クリスマスはやはりデコレーションケーキ

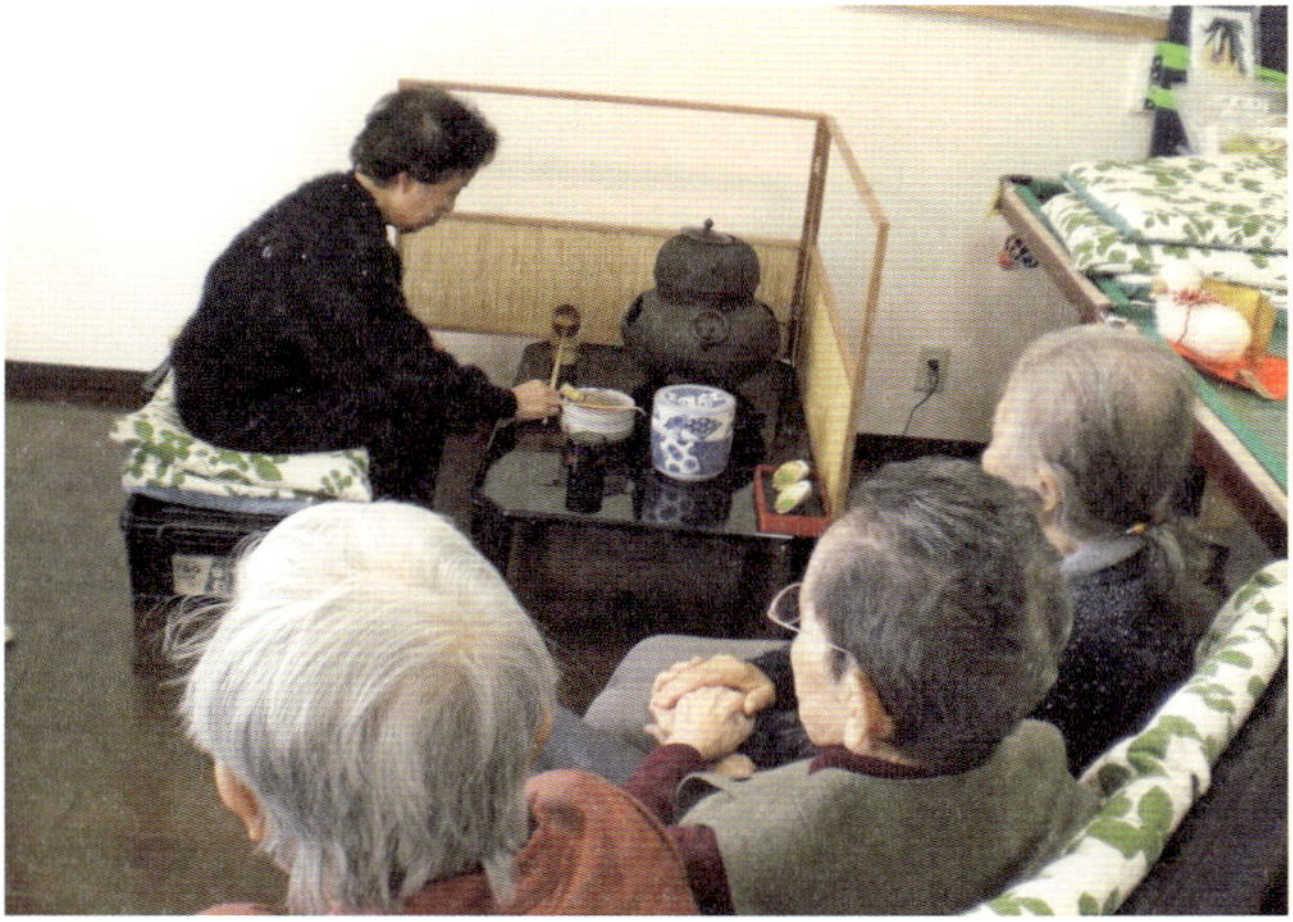

図 6-7　お正月は初釜から

いる。正しいやり方というよりは、当日の利用者の状況を見て、ルールも変えている。チップを持ち歩いて「どこで稼ごうか」というラスベガス気分を味わってもらいたいと思っている。

そしてお正月。〝初釜〟から始める（図6-7）。茶道の先生も「涼風」には沢山いる。お正客はやはり一番年を重ねた利用者である。今年の抱負などを話しながら、新しい1年を華やいだ気分で始めたいと思っている。「涼風」を卒業した利用者でお茶の先生をしている方が、きちんと和服を着て来所され、お点前をしてくれる。

その他に、職員も含めた全員の書初め作品は、1か月間涼風の部屋の壁全面に飾られる（図6-8）。初め嫌がっている利用者もいるが、何を書いても自由（恥をかいても）であることがわかってくると、皆さん墨の香りを

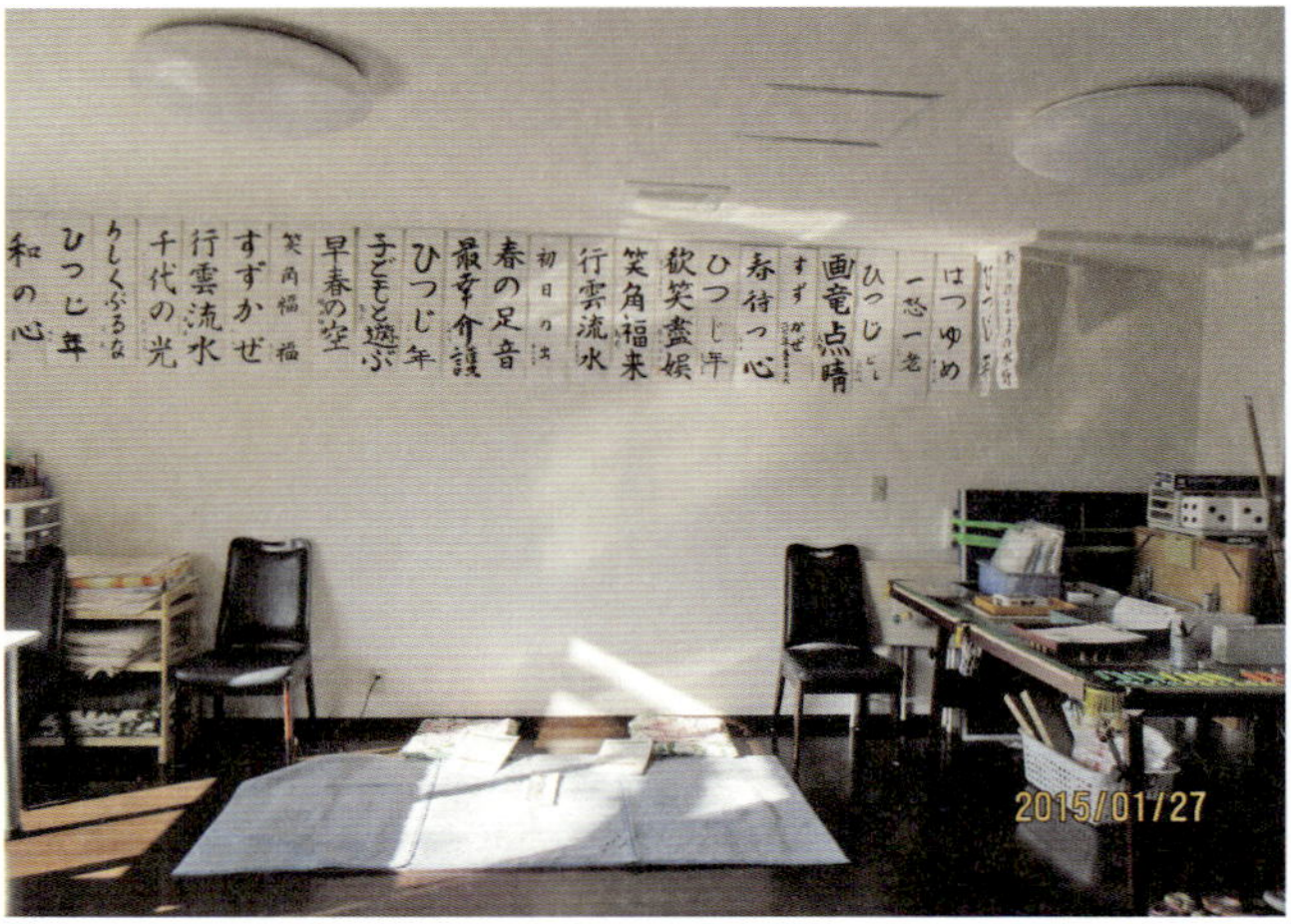

図 6-8　ズラットならんだ書初め作品

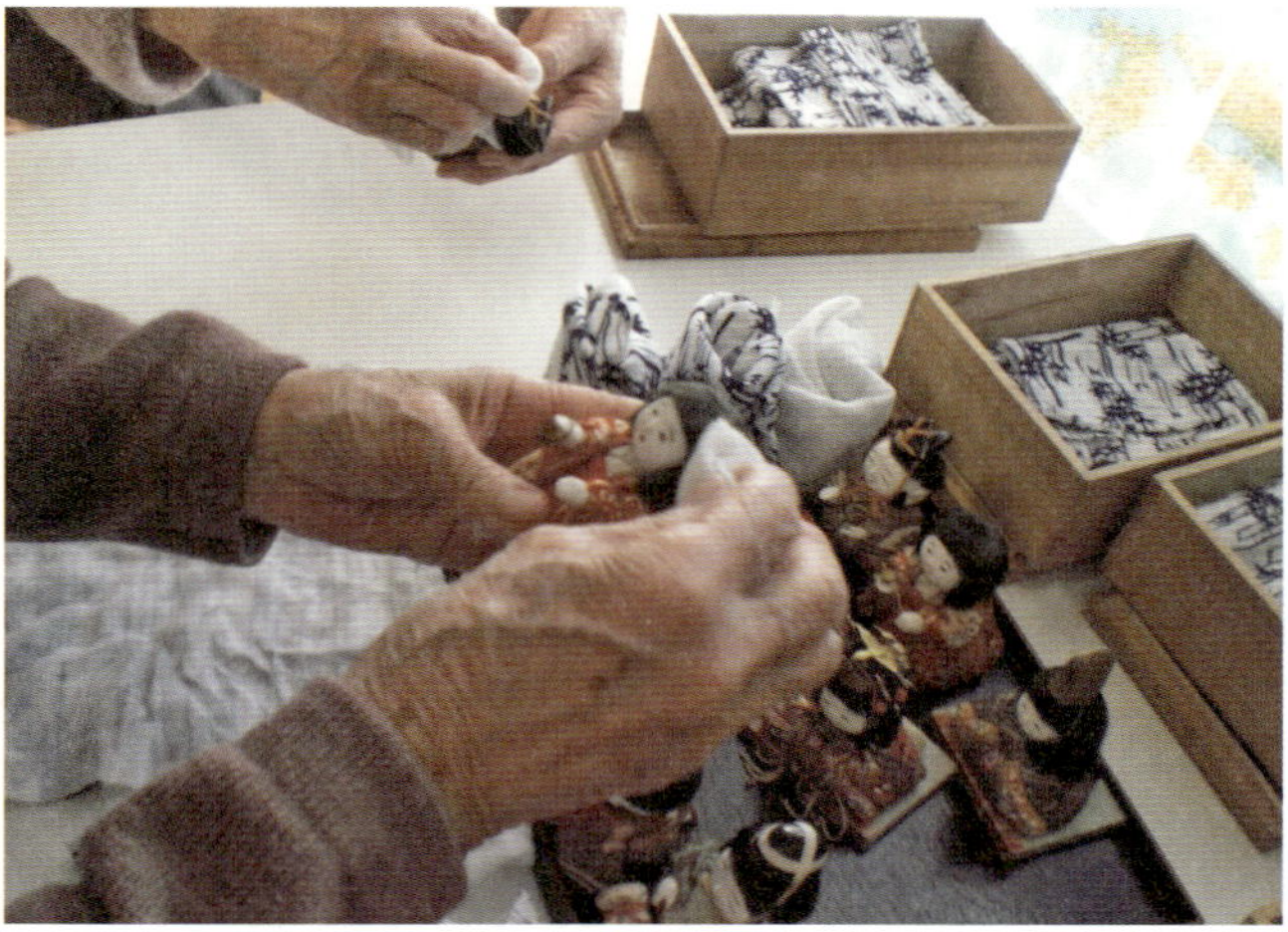

図 6-9　ひな祭が終ったので…

楽しみながら書そのものを楽しむようになる。2月の節分には鬼の面の飾り、3月のひな祭りには毎年利用者数名に雛壇を飾り付けてもらっている。子供のころのひな祭りの思い出話をしながら一体ずつ丁寧に飾ってくれる。もちろん片付けもである（図6-9）。「早くしまわないとお嫁にいけないから」と冗談を言いながら。

季節の行事は、当たり前のことだが、その日の季節を表している。時間経過の記憶が難しくなっている認知症が主症状の利用者も、そうした印象的な行事によって、今、どういう季節なのかが自然に体に伝わるようである。生け花をやっている利用者たちを見て「あれ、もう正月が来るの？」とか、梅を観に外出をすると「もうすぐ春だね～鶯は啼きはじめたかしら」とかいう言葉が自然と出る。他の利用者にとっても、私を含めた職員にとっても、季節の行事は暮らしに変化と潤いをもたらし、気持ちを豊かにしてくれると思っている。

街に出かける

「涼風」では、〝市内観光〟と称して、希望があれば街に出かける。始まりは、ある利用者からの「多磨霊園にある有名人の墓に行ってみたい」という提案からである。多磨霊園から有名人の墓の一覧表をもらい、その利用者にその一覧表から行きたいところをピックアップしてもらうと、希望者を募って出かける（図6-10）。その利用者は高齢になってから小金井市に引っ越してきたため、市内の名所には不案内だった。長く市内に住んでいる利用者も、わざわざ墓めぐりに来る

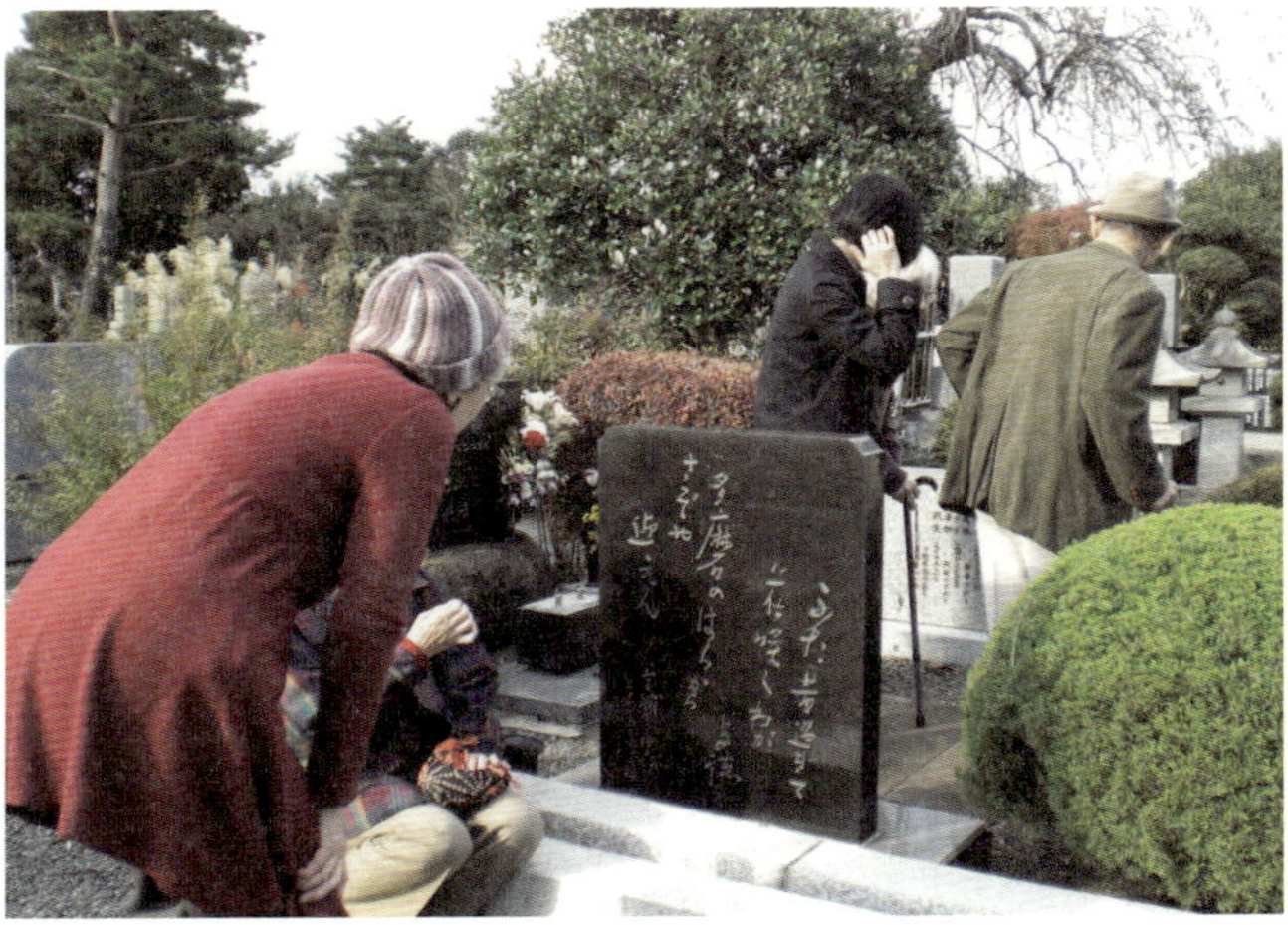

図 6-10　有名人の墓めぐり

ことは少なく、こうした機会を喜んでくれた。

その後も〝市内観光〟は通常活動になり、市内では有名なお寺に行ったり、駅近くの交流センターで開かれる展覧会やミニコンサートにコミュニティーバス（「涼風」の目の前に停留所がある）で行くなど（図6-11）、街に出かけることが時々ある。新しい有料老人ホームやデイサービス（通所介護）の内覧会の案内が来ると、希望者を募って出かける。他のデイサービスの文化祭でバザーがあると聞くと出かけていく。また、徒歩5分のところに市が管理している美術館があり、希望者と展示が変わるごとに出かけている。こうした活動も、利用者の興味に即してやって初めて利用者の楽しみとなる。したがって、利用者が変われば、当然出かける場所も、やる活動も変わってくる。美術に興味のある利用者がいなくなれば、美術館には行かなくなるだろう。

たまにはこんな特別を

「涼風」から府中競馬場は車で20分程度の所にある。市民ならどなたも競馬場の存在を知っているが、なかなか足を踏み入れるには勇気がいるようである。もちろん、以前はよく行ったという人もいるが。そこで競馬に詳しい職員により、〝競馬観戦〟のおふれを出したところ、沢山の希望があった。車2台では足らず、幾人かの職員は自転車や電車で駆け付けた。混雑した所に行くので、職員は利用者8人に対し、6人で対応した。競馬は初めてという人のために、前もって職員による〝競馬講座〟を開催し、インターネットを使って競馬場の案内もした。競馬講座は参加しない人にとっても職員にとっても大変面白いものだった。当日は皆さんおしゃれをして（羽の付いた帽子こそかぶっていなかったが）来てくれた。職員もスーツやよそ行き着で臨んだ。指定席を取り、場内のコンビニで昼食を買い、席についた。目の前の広さにまずは皆さんびっくり。馬券を買ってワクワクしたり、場内の競馬博物館に行ったり、パドックを見下ろしたり（図6-12）、思い思

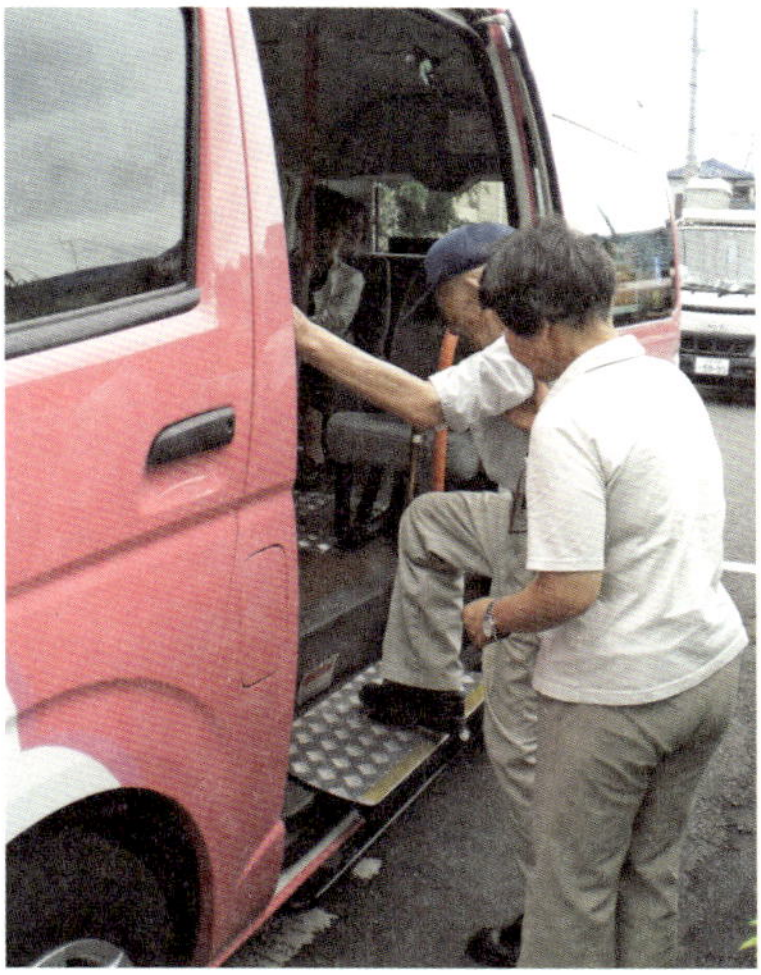

図6-11　コミュニティーバスで市内観光

いに楽しんだ。しかし、誰も儲からなかった。さすがに介護保険で行う行事ではなかったので、自費で賄ってもらったが、職員の人件費まではいただけなかった。

府中の森美術館や芸術劇場は「涼風」御用達の場所である。車で15分程度、雨が降っても寒くても暑くても良い場所である。特に美術館は管内環境が良く、通常は空いており、バリアフリーでもある。歩行訓練にはもってこいで、所々に座る場所があり、エスカレーターや階段もある。エスカレーターの訓練はここでできる（図6-13）。最初のころは全員対象に外出行事として実施したが、最近は特別展示のある時で、利用者の希望があると「涼風」が通常営業をしていない水曜日に出かけている。午前中は前章の訓練を行ってから出かけ、近くの〝ファミリーレストランで昼食〟を摂り、ゆっくり展示を見て回る。鑑賞後の管内カフェでのお茶やあんみつも楽しみの一つである。

芸術劇場の無料の〝コンサート〟には前職場の時も利用者さんとよく行ったが、その後ワンコイン（500円）の有料となった。土曜日のため、これも希望を募り、午前中はいつもの訓練を行い、昼食は劇場内の〝レストランで昼食〟を摂っている。このように行事と一緒に外食を楽しむ機会を設けている。1時間という利用者にとっては座っていられるちょうど良い時間である。お腹はいっぱいのうえ、良い音楽が流れれば当然居眠りとなる。時々目をあけながら、気持ちの休まる一時になる。

芸術劇場に行くと、様々な公演の情報が得られる。そんなことから、「落語を聞きたい」「歌舞伎を観たい」などの声があがり、それではとチケットを取って希望者と出かけている。職員のチ

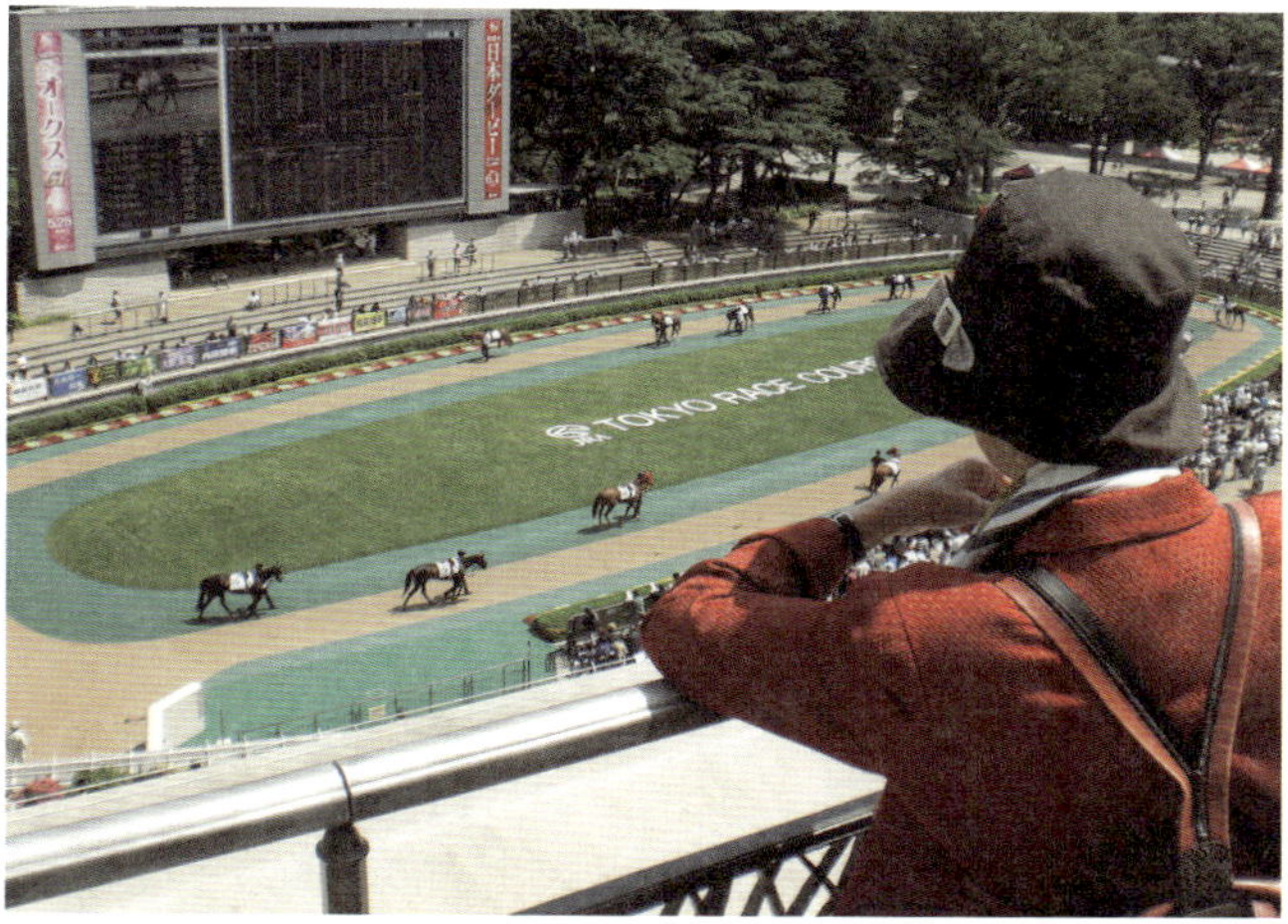

図 6-12　パドックを見下ろす（競馬観戦に行ってみた）

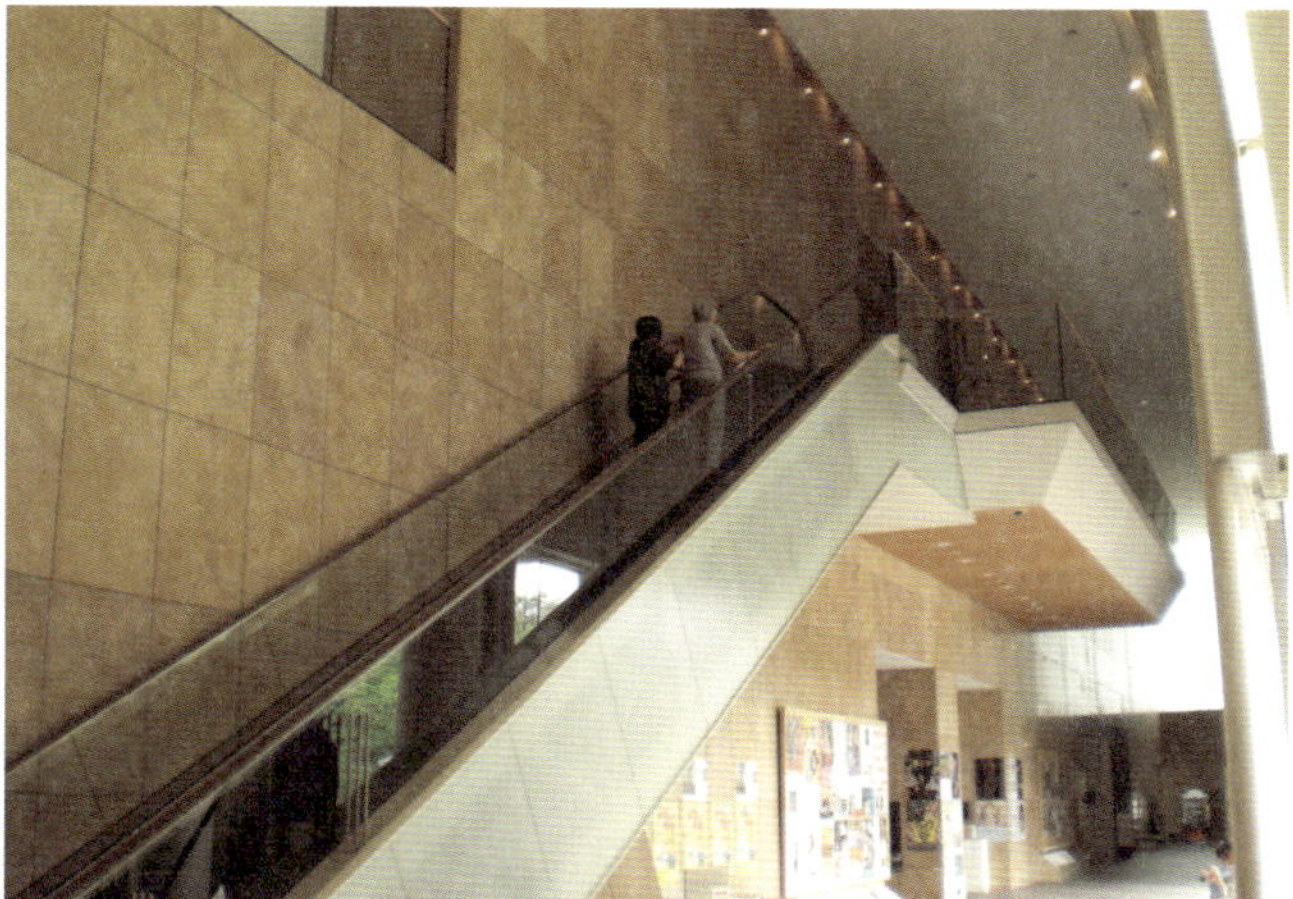
図 6-13　美術館でエスカレーターを試す

ケット代は持ち出しだが、職員自身も楽しめているので良いと思っている。私自身が一番楽しんでいるのではないかと、これも役得である。

その他に「涼風」の特別な時間として〝皆で作る昼ごはん〟がある。いろいろな経過をたどったが、現在は年8回開催している。週2日来所している利用者は年4回、週1回来所している人は年2回となるように計画している。その時は、ひとりひとり〝自分の分は自分で作る〟が涼風流であるが、すき焼きや鍋料理の時は分担して準備をすることもある（図6-14）。ホットプレートでできる範囲のメニューで、餃子、お好み焼き、焼きそば、すき焼き、鍋料理などである。餃子なら、各自の分の材料を器に入れて渡し、自分で切り、混ぜ、皮に包み、目の前で焼くのである（図6-15）。みじん切りと言っても人それぞれ、包み方もそれぞれで、お互いに批評しながら、ワイワイ作っている。隣の人のは手伝わないのが原則であるが、見るに見かねて手伝う人もいる。男性だけを集めて〝男の料理グループ〟とすることもある。これをきっかけに料理をする人、家ではやらせてもらえないので「涼風」で料理を楽しむ人、色々であるが、調理はどなたにもやってほしい活動と思い、定期的に計画している。

私がいつも考えていること

今まで述べてきたように、「通所介護」では生活に結びつく様々な作業活動を提供できるという利点がある。その作業活動を通して心身機能の向上が期待できるし、生きる力となる楽しさを味

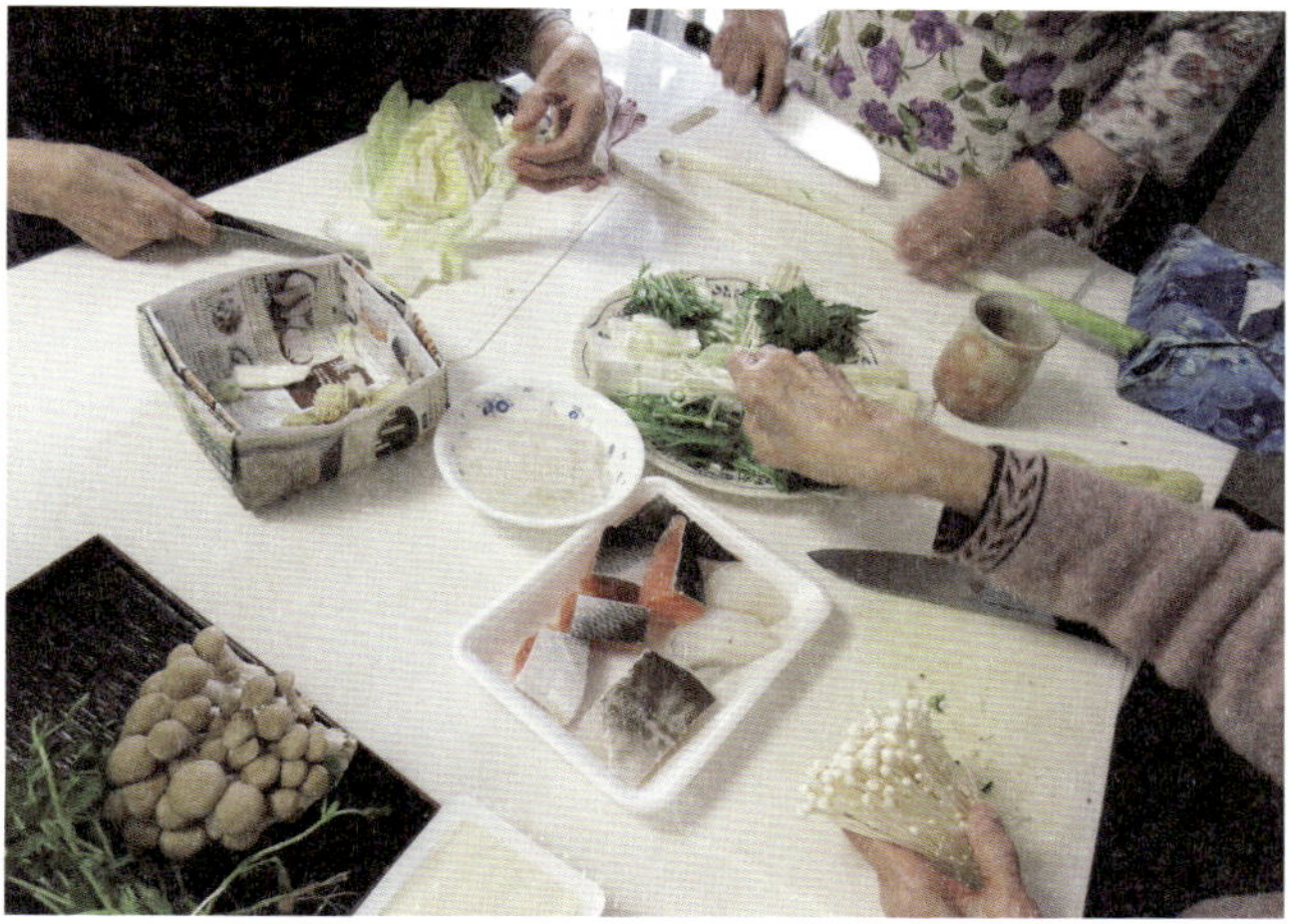

図 6-14　鍋料理の準備をする

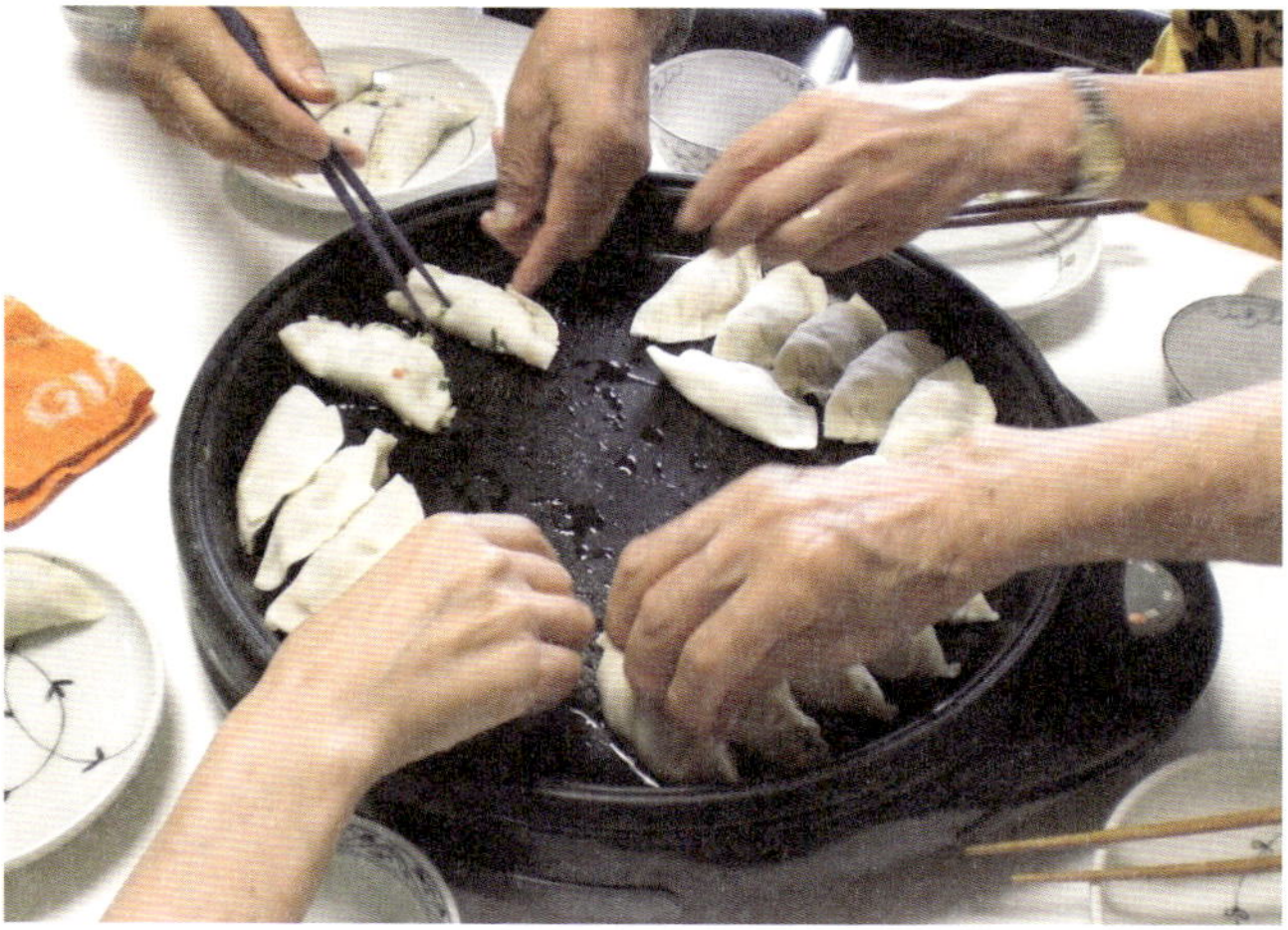

図 6-15　みんなで餃子作りパーティーも

わえるのではないかと思っている。その人にとって楽しい作業は何かをいつも、いつも考え続けている。そのためには、いくつか注意していることがある。なぜなら、作業活動は毒にも薬にもなるからである。

「作業は人を元気にする」が日本作業療法士協会のキャッチフレーズであるが、作業活動は必ずしも人を元気にはしない。同じ作業活動もやり方次第で、毒にも薬にもなる。○○療法と特化してしまうと、一部の人には療法になっても、別の人には退屈な、つまらない活動になってしまうことも想像に難くない。世の中には音楽療法、芸術療法、絵画療法、回想療法、動物介在療法など、各種作業活動に〝療法〟とつけて提供されている作業活動がいろいろある。それらの作業活動が人の心を癒し、頭の働きと体を元気にしていく側面があることは間違いないだろう。そしてそれらは各種作業の専門家が行うことで、より効果的な面があるのかもしれない。しかし、通所介護という場には様々な利用者が混在しており、全ての利用者に○○療法が合うわけではない。ここは、個別の作業には精通していなくても、様々な作業活動をそれぞれの利用者に合わせて提供することができる作業療法士の出番なのではないだろうか。

毒になるのを防ぐ手立ての一つとして、選択肢を増やし、自己選択をしてもらうという方法がある。そこで沢山の種目を用意している。また、外出行事なども、希望者を募って行うことが多い。そのうえで、〝考え中〟や〝気分次第〟、〝お話し＝おしゃべり〟なども選択肢の一つとして取り入れている。

薬にする手立ての一つは、その作業活動の意味や目的を示し、理解を得ることである。たとえそれがどんなに子供っぽい作業であったとしても。少人数であれば、一人一人の理解度や生活歴、気性などを把握したうえで活動を提供できるため、その人を元気にするための作業を提供しやすい。できるだけ子供っぽい作業は提供しないようにしているが、けん玉やおはじきなど昔懐かしい遊びは、思い出話と共に行えば楽しい一時になる。要は、どんな作業を提供するかも大事であるが、それよりも大事なことは、どのように（利用者、場、時、提供方法など）それを提供していくかである。その場その場でのとっさの判断や感性が求められると感じている。作業活動は刻々と変化する生物なのだと思う。

一日、一月、一年の生活の流れを作っていく際に注意していることは、マンネリな活動とイベント活動を組み合わせ、安定と刺激をバランスよく提供することである。涼風に行けば○○ができるというといつも決まった作業活動は、対象者に安定感をもたらす。また、四季折々の外出や、テーマのある行事は日常生活に変化をもたらし、対象者の心を刺激し、特別な楽しみをもたらす。その両方をバランスよく配置することで、対象者の日常生活全体が生き生きとしたものになるようにと願って、様々な活動を工夫している。

第5章「涼風」のルティーンに述べた午前の活動は、ほぼ同じ作業活動の繰り返しであり、それはどなたにもやってほしい活動として提供している。午後の活動は人それぞれ、毎回同じことをする利用者もいるが、次々と作品を完成させるなど変化に富む利用者もいる。そして本章「涼風」の特別な時間で述べているように、四季折々のイベント活動で新しい楽しみや、驚き、感動を提供したいと思っている。高齢になって「人生で初めてやった〜！」という驚きと喜びを沢山味わってもらいたいと、日々ない頭を巡らせているのである。

そして、何よりも私を含めた職員全員が一番楽しめるように作業活動を提供したいと思っている。スピーチにも、音読にも、連想ゲームにも一参加者として参加し、外出時には、利用者に負けじとおしゃれをして出かけている。利用者にとって必要な見守りや支援はしつつも、一緒になって作業活動やイベント活動を楽しみたいと思っている。

第7章

「涼風」が行っている評価

利用者の状態をシンプルに把握する「お楽しみ測定」

第3章で述べたように、「お楽しみ測定」とは、高齢者の心身の状態を、全体的に簡単に把握するために作成した、高齢者の簡易測定表である。2003年に作り、その後10数年の間に数回修正を加えたが、項目自体は変更せず、現在も涼風でも使い続けている。

測定は3か月ごとに行い、結果を通所介護計画書に反映させ、また「涼風」の事業内容の有効性の確認のために、時折、データのまとめと分析を行っている。

測定項目は、血圧、脈拍、身長、体重といった身体の基本情報と、体幹機能や肺、心臓機能など総合的な身体機能を表す呼気の長さ（できるだけ長く息をはく）、認知機能の一面を推測する1分間計算とカード正解数（図7-1と7-2）、手の力と動きを測る握力とペグ回転（図7-3）、体の柔らかさを測る体幹前屈（図7-4）、どの高さからなら立ち上がれるかを測る立ち上がり（図7-5）、立位バランスを測る片足立ち、歩行速度を測る5m歩行の13項目である。これら13項目の測定結果を見れば、利用者の室内での自立状況を推測することができる。

さらに、要支援者や介護予防教室の利用者など、室外の自立を目指す人のために、歩行耐久性を測る3分間歩行や、段差を越える力を測る段昇降、体全体の耐久性を推測できる腹筋運動の3項目が加えられている。

それぞれの項目には、レベル（機能水準）を表す数値が設定してある。「レベル3」は目標レベルであり、日常生活が円滑にいくものと期待できる数値である。「レベル2」は少し訓練が必要な

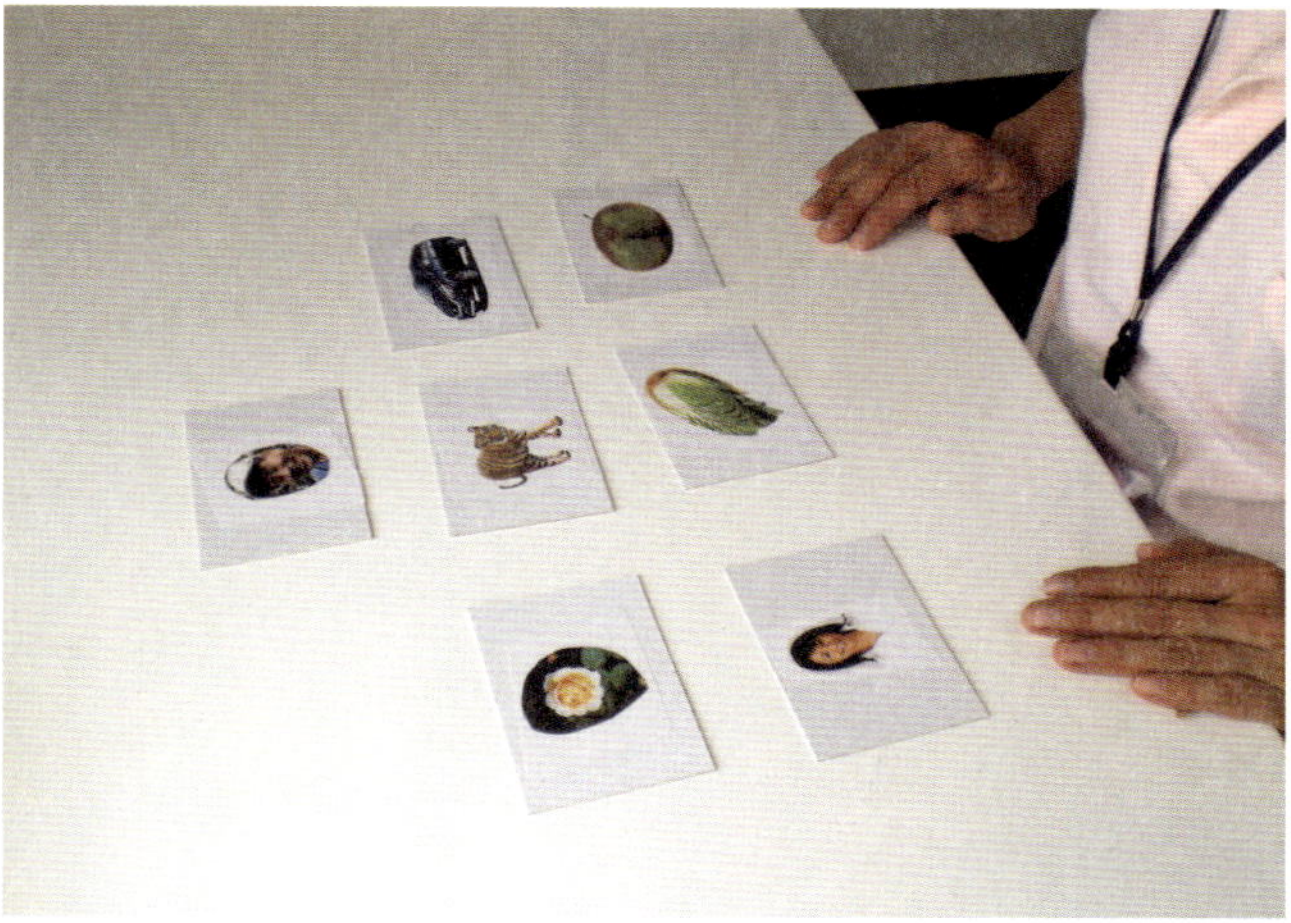

図 7-1　カードを見て覚える

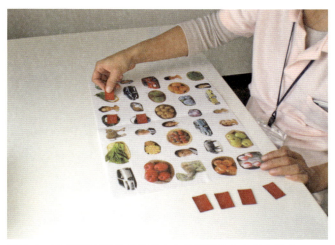

図 7-2　15 分後に 35 枚の絵の中から最初みたものを探す

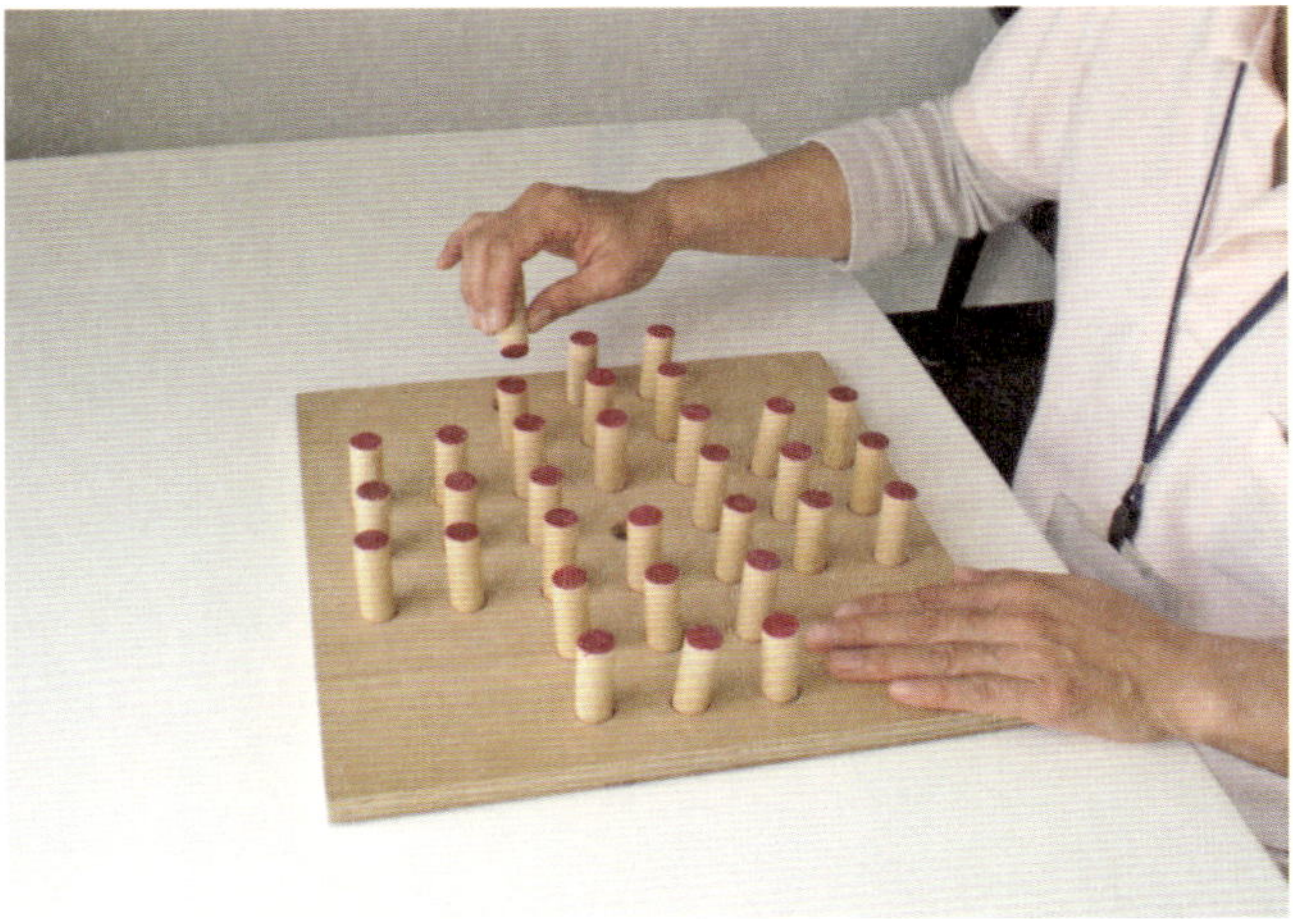

図 7-3　手の動きの評価

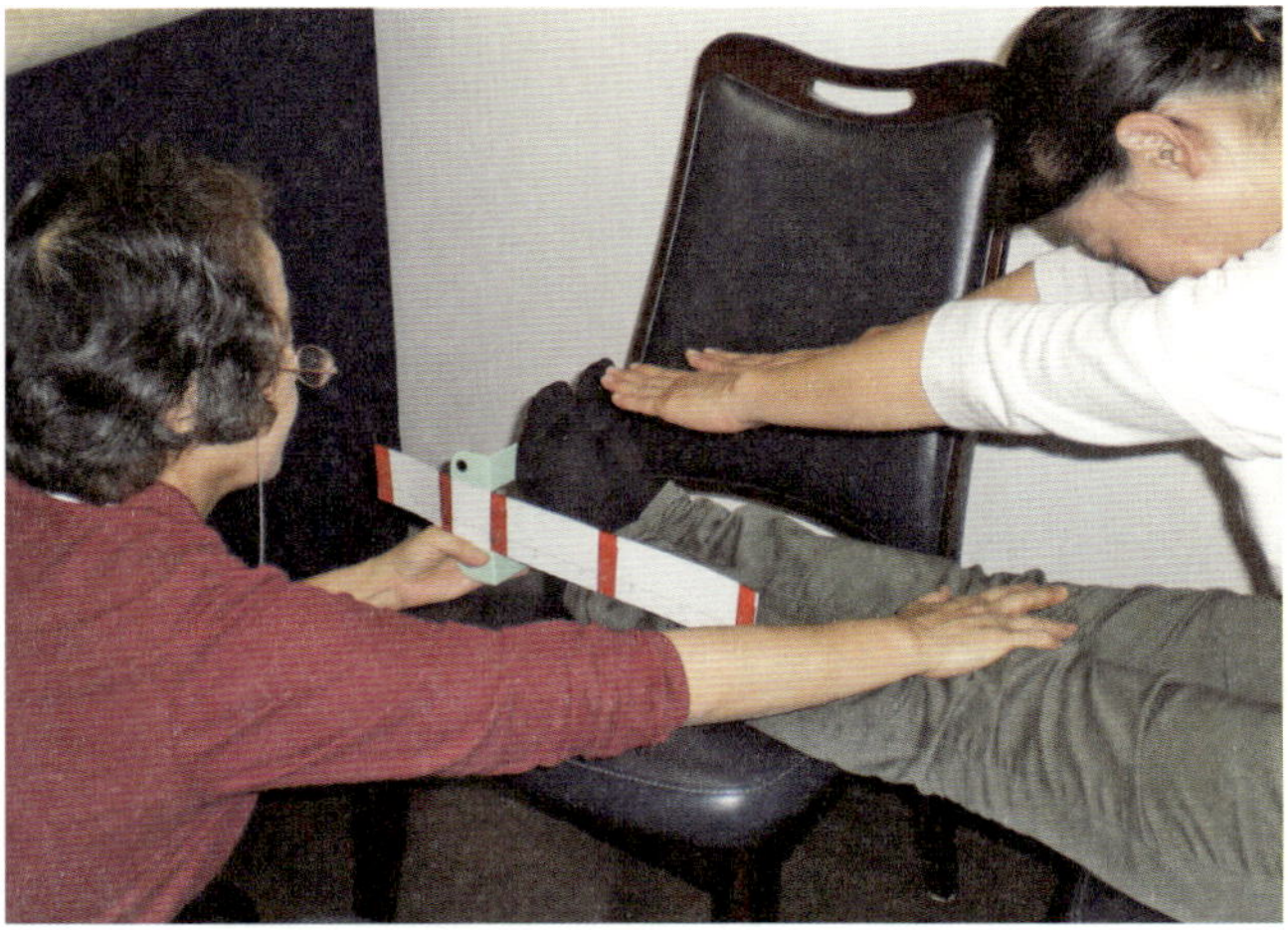

図 7-4　柔軟性の評価

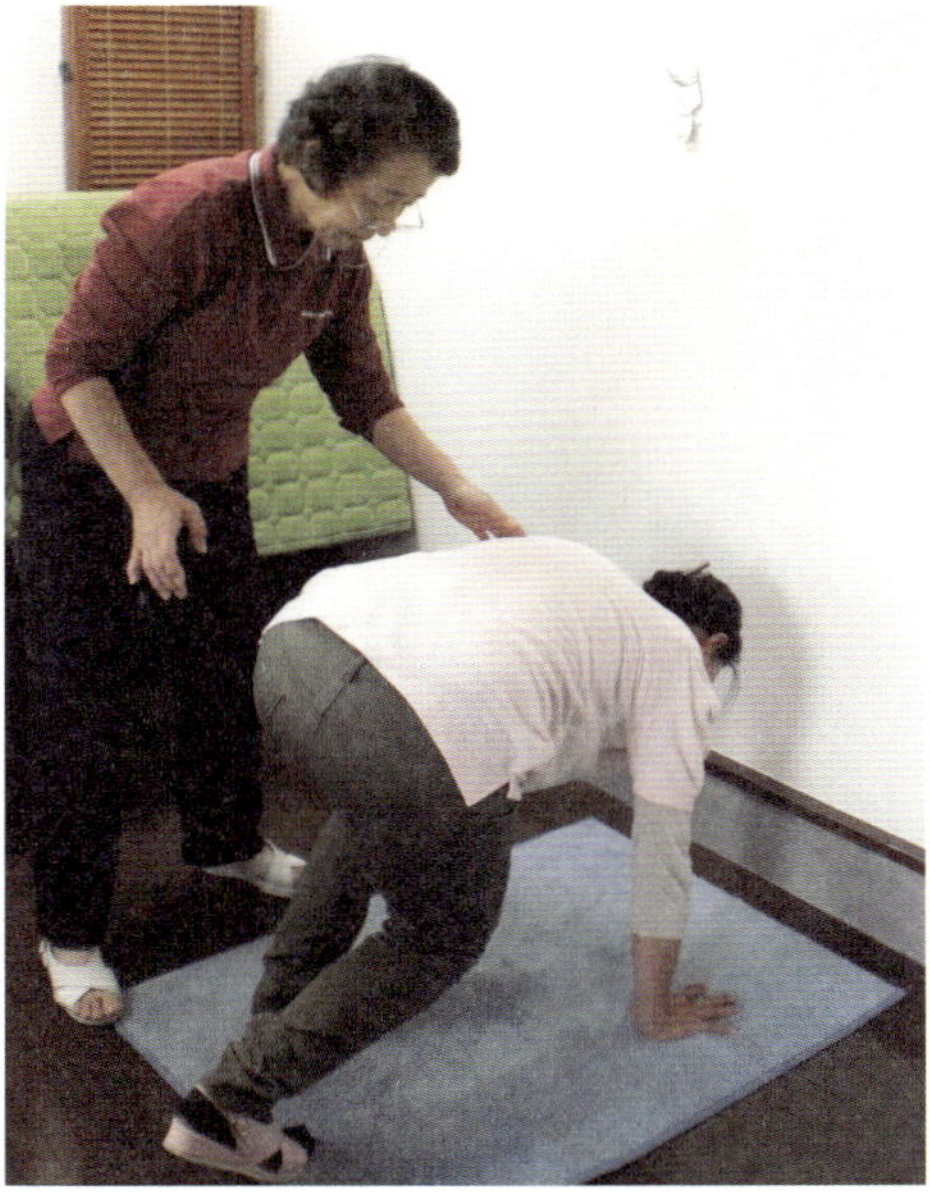

図7-5　立ち上がりテスト

数値、「レベル1」は専門的な訓練が必要と思われる数値となっている。それらの数値は、都老研が出している5段階レベルを参考にしたものである。参考項目がないペグ棒回転やカード記憶については、日ごろ訓練をしている中から推測できる数値を採用してある。「レベル4」と「5」は、職員など若い人がやっても一生懸命やらないとなかなか取れないレベルを表す。

『お楽しみ測定』表のそれぞれの項目には、その項目が意味する内容や効用を示してある。

呼気の長さでは「呼気の長さは肺の働きのめやすになります。深い呼吸は全身に活力を与えると共に、風邪をひきにくくし、肺炎防止になります」、1分間計算では「簡単な計算は脳の働きを活発にし、老化を防ぎます」、カード正解数では「集中力や記憶力を高めると、脳が活発に働き、老化を防ぎます」と言ったぐあいである（表3-1 66ページ）。以下、握力は「握力は全身の筋力を推察できるといわれ、握力を鍛えると、上体の筋力も同時に強化されていきます」、ペグ回転では「手や指の動きが良くなると、掴む、持つ、書く、引き上げる等、生活に必要な動きがやり易くなります」、体幹前屈では「体が柔らかいと生活動作がやり易くなり、又、腰痛予防になります」、立ち上がりでは「椅子や便座から立ち上がることができると日常生活が楽になります」、片足立ちでは「バランスが良いと転倒しにくくなります」、5m歩行では「歩行（移動）は自立の第一歩です。全身運動であり、体力を向上させます」、3分歩行と段昇降では「足腰の筋力や持久力が高まり、バランスがよくなると、転倒しにくくなり、買い物や通院が楽になります。又、体力がつき、活動性が高まります」、腹筋運動では「腹筋を強くすると、心肺機能を高め、腰痛予防になります」となる。

3か月ごとの測定は、個別機能訓練の時間に該当利用者数名ずつに行っている。すなわち、この用紙を前に置き、利用者に1項目ずつ、何のために測定し、どこを目指せば元気でいられるかを説明する。そして、測定を行いながら手を使うときの姿勢、安全な立ち上がり方や呼吸の仕方などを伝えていく。測定自体が〝活動〟であり、数名ずつの集団活動への〝参加〟になっている。

その他の評価

利用開始時には、関節可動域、徒手筋力、知覚、高次脳機能等の評価を簡単に実施している。退院後、通所介護に来る利用者の大半は病院からの治療や看護、訓練のサマリーを持参してくる。それを参考に、必要な項目をさっと確認している。食事や入浴、着替え、排泄など日常生活行為についても自宅での実施状況を確認している。

「お楽しみ測定」では、認知面の状況を推測する項目が2項目しかないので、認知面の低下が気になる利用者には長谷川式簡易知能評価スケール（HDS-R）を使うこともある。

「お楽しみ測定」の効用

「お楽しみ測定」を使い始めて10数年が経った。その間、これを要支援になる前の地域支援事業や予防通所介護、通所介護の利用者を対象に使ってきた。また、そうした仕事を理解してもらうための講習会や発表の場で、「お楽しみ測定」の内容や測定結果を披露してきた。機能訓練の目的や方法を職員に学んでもらうためにも使ってきた。そして何より、自分が提供している〝リハビリテーションを目指した機能訓練〟が果たして有効なものなのか否かを確認するために、私自身にとってなくてはならないものである。

◆利用者と家族にとっての効用

この測定により、利用者は自分の心身機能の状態が、一目瞭然、どこが弱いか、どこが強いかを理解しやすくなる。その項目が意味する心身の状態を説明しながら測定を行うので、その動作ができることで日常生活にどう役立つかを理解することができる。そうした理解があって訓練に臨むことができれば、訓練意欲も高まるし、日常生活でのリスクも減る。3か月ごとの結果を見ながら訓練に活かしている利用者も多い。認知面の低下が進んでいる場合は測定結果を継続的に理解できない利用者もいるが、その場の説明はレーダーグラフで示すと理解しやすい（表3-2 67ページ）。

家族にとっても、利用者の状態を一目でわかり、3か月ごとの変化もわかることで、利用者への理解が深まり、無理なことを言うことも少なくなる。逆に、利用者が出来そうなことを家族が取ってしまわず、実行することを励ましてくれることもある。「これいいですね～。母（父）の状態が良くわかります。」と言ってくれる家族は多い。

◆関係職員間の協働のための効用

作成動機の発端となった関係職員間の共通の理解はどうだろう。医療関係者内やリハビリテーション関連職種内で通じる言葉のやり取りでは、他職種との協働が難しいのは当然である。また、自立支援といっても、何を支援すれば良いのかが具体的でなければ協働はできない。測定をすることで、目指すものがはっきりし、協働することが容易になる。涼風では毎年1回、必ず職員自身も測定を実施し、測定されることの体験や、測定での体や頭の動きを実感することにしている。また、交代で利用者の測定を担い、その結果を基に通所介護計画書を書いているので、どの職員も、利用者の機能訓練にあたって、適切な支援ができていると思う。この測定結果は、ケアマネやかかりつけ医師にも提供し、時にはその利用者が使っている訪問介護や他通所事業所へも提供している。1枚のレーダーグラフと測定用紙を見れば、説明の必要なく利用者の基本的な機能が理解できるはずである。

◆**機能訓練が適切か否かを確認するために**

私は折に触れ、おたのしみ測定のデータをまとめている。その結果、最初の3か月でほとんどの利用者の数値が向上し、6か月で更に向上し、その後は骨折や病状悪化など特別な事情がない限り維持できていることがわかった。目の前の利用者は開始時より確かに元気に楽しそうになっているところをみると、この測定は利用者の心身機能を全体的に表すのに適していることがわかる。また、「涼風」で行っている機能訓練が有効に働いているのではないかとも思える。何が利用者の機能を向上させ、元気にさせているのかは本当のところ証明はできないが、「涼風」の活動全体が役に立っているのではないかと思っている。利用者や家族へのアンケートでも「お楽しみ測定」や「涼風の活動」が、元気でいるために役に立っているとの回答が多かった。

反面、最初の3か月で結果が低下している利用者もわずかだが存在する。うつ傾向や病状不安定などで体調がすぐれず、休みがちで、定期的な通所にのれない利用者である。きちんと通所している利用者は訓練をすれば向上するのが当たり前であり、通所回数が少なく、体調がすぐれなければ低下するのも仕方がない。そうした場合、その原因を利用者や家族、ケアマネと相談し受診を勧め、医師に情報を提供することもある。

長く通所し維持できていた利用者の数値が低下することもある。そうした低下も一目瞭然なわけで、時に「そういう時にはどうするんですか？『お楽しみ』ではなくなりますよね」と言われることもある。その理由は様々である。膝や腰の痛み、骨折、癌や認知症など疾病の進行による。そうした理由は加齢が関係してもいるだろう。そんな時は、利用者と一緒に原因を考え、目の前の目標を定め、無理のない訓練を勧めている。例えば、癌の進行で体力が低下してきた利用者には、「トイレに一人で行けること」を目標にしたり、記憶力が低下してきた人には、その人の好きな活動を共に楽しむことを目標として提案している。まさに、そうした時こそが寄り添う職員の出番であり、機能低下という事実は事実として利用者と共に受け止め、「楽しく生ききる」ことを支援するのが、職員の役割であると思う。

第8章

「涼風」にやってきた人々

『涼風』の利用者は、初めからその仕組みの中で生活するようになる。3か月ごとの「お楽しみ測定」で心身機能を確認しつつ、第5章で述べた涼風流個別機能訓練や集団訓練に参加し、さらに好きな作業活動を行う。また、全体で行う調理訓練や外出行事、季節行事に参加する(6章)。こうした全体の仕組みの中で、利用者は頭も体も十分に使うことができる。そして他人と交流し、四季を味わい、今ある能力を最大限発揮して、できるだけ楽しく生活することで元気に日々を過ごしていける。それを目指して「涼風」を運営している。

ここに上げる利用者は「涼風」の理念「楽しく生ききる」を実現してくれている、あるいは実現してくれた利用者の方々である。

「涼風」の理念を実現してくれたかたがた

◆「楽しいからもう少し長生きしたい」と言ってくれた91歳の女性

Gさんは涼風開設前に実施した内覧会に、担当ケアマネと一緒に見学に来てくれた91歳の女性である。当時要介護3の認定を受けていたが、認定時よりは大分身体機能が回復し、要介護2に近い状態だった。すぐ近所の方で、杖を突き、ケアマネに介助されながら徒歩で見学に来てくれた。そして、開設と同時に通所を開始した。

2年弱前に脳梗塞左片麻痺にて入院、退院時は左麻痺軽度で自宅にて訪問介護利用で一人暮らしをされていた。1年前、心不全で1か月入院、体力低下し、週2回の訪問介護と週1回の理学療法士による訪問リハビリ、週6日の夕食宅配利用で過ごされていた。時々の見守り程度の家族の関与はあったが、実際の生活は、利用者自身がサービスを使ってしっかり管理できていた。近所にデイサービス（通所介護）ができるとケアマネに教えられ「涼風」見学となり、それまでのケアプランはそのままに、2回の通所を開始した。

開始時の状態は、涼風での室内移動は要付添い、時々要介助のつかまり歩行、段差は要介助、戸外は杖使用だが一人での外出はせず、通院時は介護タクシー利用であった。右片麻痺が疑われる右下肢筋力の低下も見られた。上肢はやや巧緻性にかけてはいたが、日常生活に支障のない程度だった。食事は箸使用で自立、排泄はトイレと用心にリハビリパンツ使用、入浴は訪問介護による一部介助、掃除は訪問介護利用、洗濯は大きなものは訪問介護、下着等は手洗いし干すのは自分でできた。買い物は宅配（30年以上利用）利用、金銭管理やスケジュール管理は自立、記憶力は大変良く、様々な介護サービスをケアマネと相談しながら上手に使い、自分の暮らしをしっかり管理されていた。

「お楽しみ測定」では平均レベル2・4で、記憶カード満点以外は要訓練の数値であった。全体的にゆるやかな筋力強化ができ、スムーズな動きを獲得し、バランスが向上すれば、室内独歩や戸外杖歩行の自立が期待できると思った。また、一人暮らしでお子さんの介護があまり期待できない状況であり、他人との交流や社会との接点が少ないため、通所での交流や様々な活動を提供することで、暮らしに張りと楽しみを見出していただければと思った。

個別の機能訓練は、回数や負荷量を少なくして開始した。項目は「寝てやる体操」、「グリッパーによる握力強化」、「足首に砂袋をつけて膝屈伸を行う大腿筋力強化」、「椅子からの立ち上がり」、「ペグ棒回転」、「漢字」、「計算」などである。それらを休みながら1時間でできる範囲を行い、速くできるようになるにしたがって、段昇降やステップボードなど動きの多いものを加えていった。最初、床への寝起きや、寝返りには介助が必要で、場所移動にも傍らに付き添い、時に支えが必要だったが、杖は自宅でと同様に玄関に置いてきた。半年ほどで全ての訓練項目を一人で遂行することができるようになり、ほぼ1時間でできるようになった（図8-1）。訓練プログラムが載っている経過用紙を見ながら、空いている場所を探しながら行うのが涼風流だが、そうした訓練遂行自体が自立した。床からの立ち上がりも見守りの必要はあったが自分でできるようになり、寝返りも体幹のねじりが可能になるとともにタイミングよくできるようになった。朝、病院受診後に来所して午前中の訓練項目がやれていないと、自ら午後に残りをやりきった。ひとつひとつの訓練目的や効用を

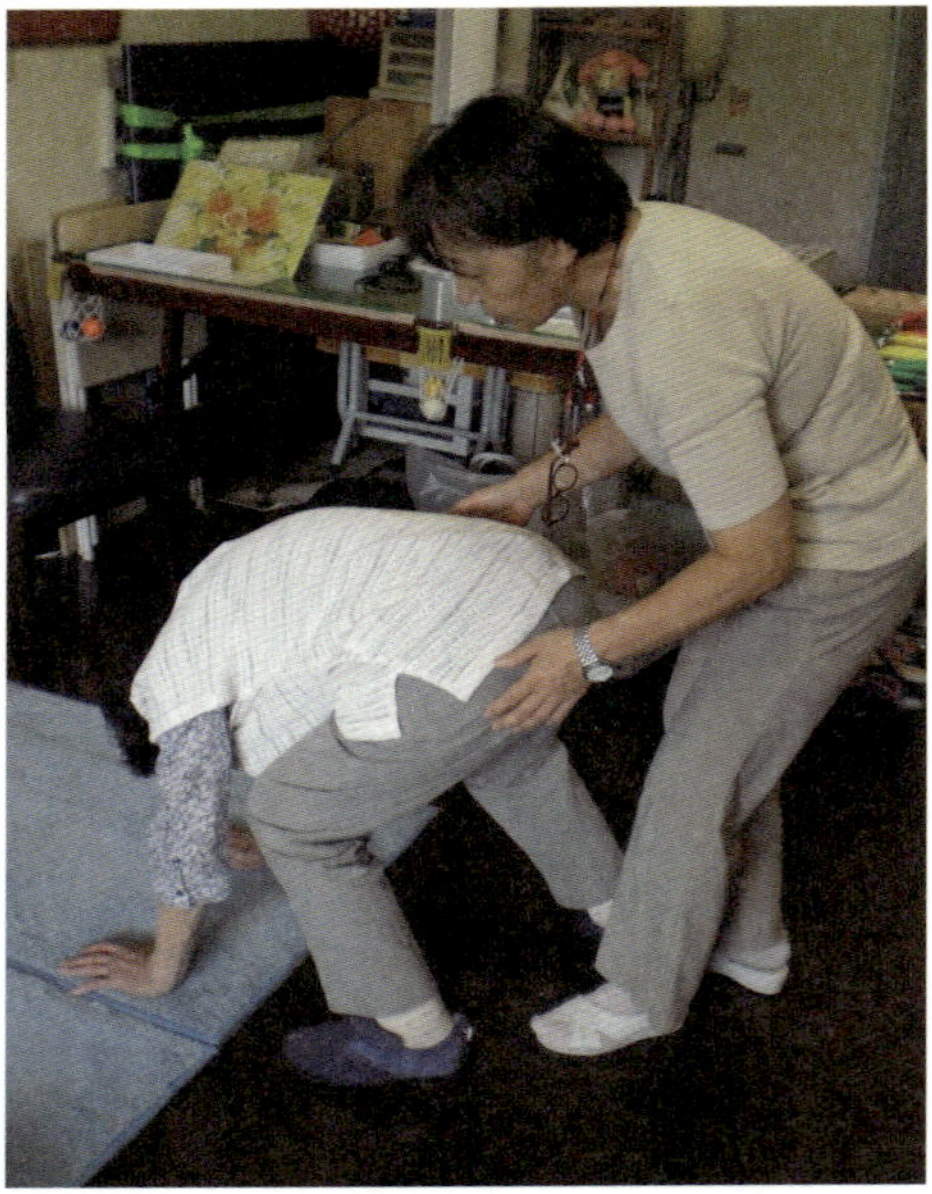

図8-1　床からの立ち上がり（Gさん）

しっかり理解し、自ら進んで取りこぼしなく、丁寧に実施してくれた。

集団訓練では開始当初、椅子座位で運動をすることが不安定だったので、肘掛け付の椅子を用意した。しかし、すぐに必要がなくなり、背もたれのみの椅子でもたれずに30分程度は体操に参加できるようになった。全員で行う6個の活動にも適切に参加し、職員も含めて誰よりも良い記憶力を発揮してくれた。新年の1分間スピーチ「今年の抱負」で話されたのが、「涼風に通うようになる前は脳卒中やら心臓病で、もう駄目かと思っていた。でも、ここにきて訓練をして大分体が動くようになった。出かけることも、色々な行事や手芸も楽しいし、もう少し長生きがしたくなりました。」というものだった。この言葉を聞いた時は、『涼風』を開設して心底良かったと思えた。数か月で通所が軌道に乗り、身の回り動作も安定してきたので訪問リハは終了しても良いと思い、その旨ケアマネに連絡し、訪問リハは終了となった。通所につながった時点で、訪問リハは終了しても良いと私は思っていたが、訪問リハ担当者からはそうした提案はなかった。

午後の自由選択の活動では、外歩きや習字、ゲームなどを希望され、外歩きは杖を使用、職員付添いで気候の良い折に行った。気候が悪い時は「涼風コース」と称して、家具の間を抜け、段の昇降を加え室内を100m程歩くこともあった。手芸は、最初のうち「この年して物を増やしたくない。」ということで、習字や折り紙、トランプやジェンガなどに参加されていた。そのうち、「涼風」に見本として置いてあった洗濯ばさみを入れて作る猫の人形を見て、きれいな布を持参され、お孫さんやケアマネへのプレゼントにと始められた。その後、絵手紙風に絵を描いて知人に年賀状を出したり、材料のキットを買って押絵や木目込みなどを積極的にされるようになった。

そうした作品を人にプレゼントしたり、季節に合わせて玄関に飾られるようになった。このように手の細かな作業をすることで、手の機能は向上し、最初のうちは少し手伝うことがあった手芸も、徐々にすべて一人で完成させることができるようになった。

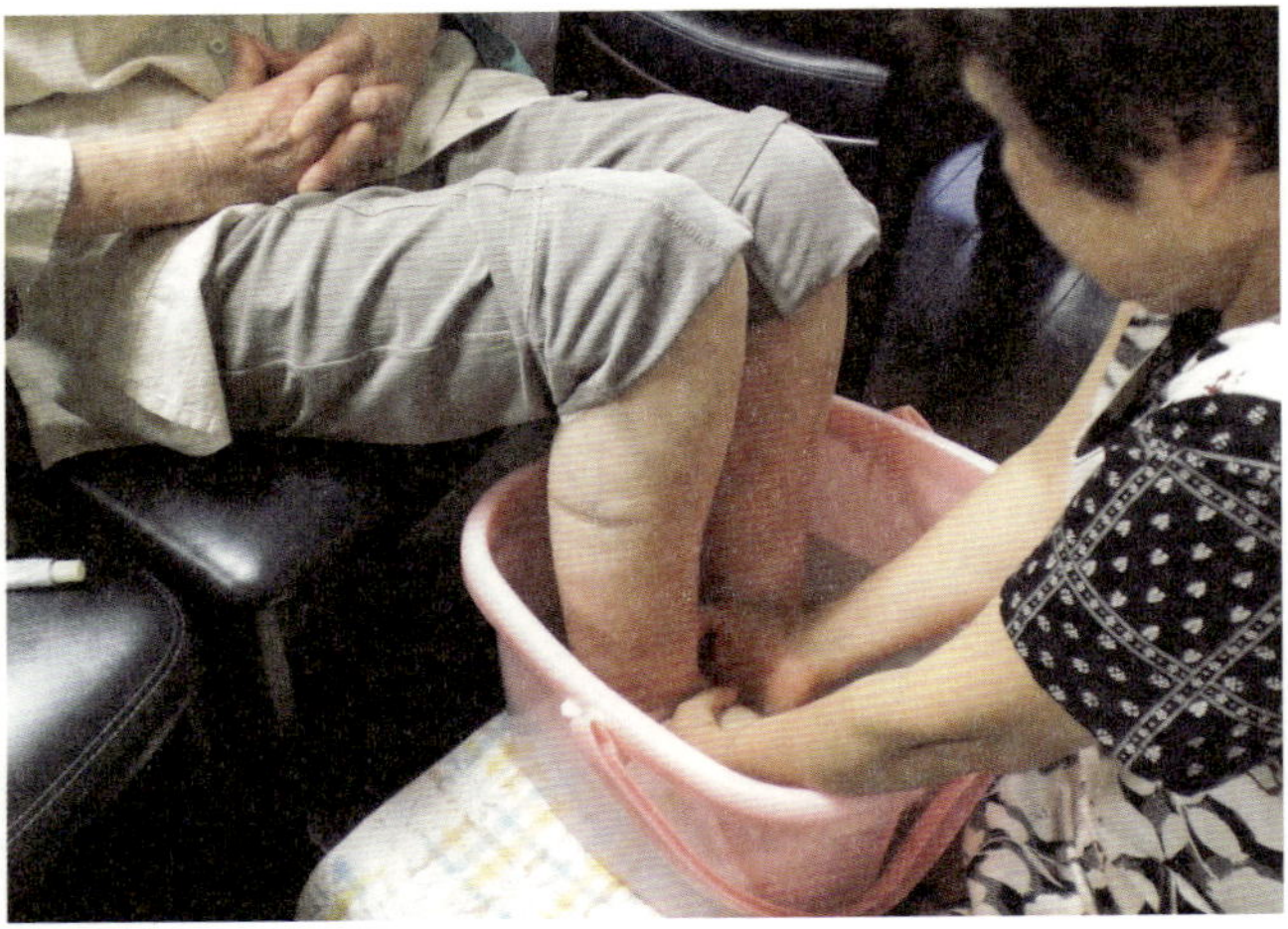

図 8-2　足浴（G さん）

心肺機能については、日々のバイタルチェックで経過を見た。寒いと血流が悪くなり、血中酸素飽和度測定ができず、血圧が高かったり、逆に低すぎたりすることがあるが、個別機能訓練途中や終わった後に測定すると、血中酸素飽和度もすぐ測定でき、血圧もちょうど良い数値になることが多い。バイタルチェックは運動負荷量が適切か否かの判断の基準にもなる。また、両足の皮剥けがひどく、本人より相談があり、皮膚科を受診してもらったところ、白癬菌との診断で軟膏を処方された。足浴を開始し、きれいに洗った後に軟膏をつけた（図8-2）。このことをケアマネに報告し、自宅での入浴介助のヘルパーにも伝えられ、ほとんど皮剥けは見られなくなった。また足浴は浮腫の軽減に役立っているようで、足首も土ふまずも見えなくなってしまっているようなひどい浮腫であったが、そのうち窪みが見えるようになった。利尿剤の処方によるところが大きいが、利尿剤の処方がなくなっても、以前のような浮腫は見られなかった。涼風でのバイタル数値は、毎月、定期的に通院している際、本人から医師に伝えられ、薬の処方に反映された。

時々に行う行事活動も積極的に参加された。あらかじめその月の予定を差し上げているが、行事に合わせてきちんと支度をして来所される。年4回程度行う調理では必ずエプロンを持参され、小遠足では、小さなリュックサックに帽子、雨の予報に合わせて折り畳み傘などを用意されていた。美術館や近隣の有料老人ホーム見学などにも熱心に参加された。

開始から1年9か月目の認定審査で要介護度が3から1へと向上し、2年後の3年9か月目の認定でも要介護1と維持できた。要介護度には期間があり、必ずしも機能の変化をリアルタイムで反映しているものではないが、測定値の変化からもその様子が見て取れる（図8-3）。

開始から5年の間には、消化器のウイルス感染で1週間の入院、風邪で数回のお休みがあったが、ほとんど休むことはなく、退院翌日には来所された。そして、淡々と個別機能訓練を遂行され、活動に参加された。4年が過ぎる頃、自宅での入浴後、湯上りにベッド端座位から床へ転倒、一過性脳虚血と診断されたが、涼風を休むことはなかった。手にあざができただけで骨折はしていなかった。その2週間後、娘さんと出かけ、バス停で待っているところを突き飛ばされて前方に転倒、またあざが増えたが骨折はなかった。しかし、その頃から徐々に体の動きが悪くなり、

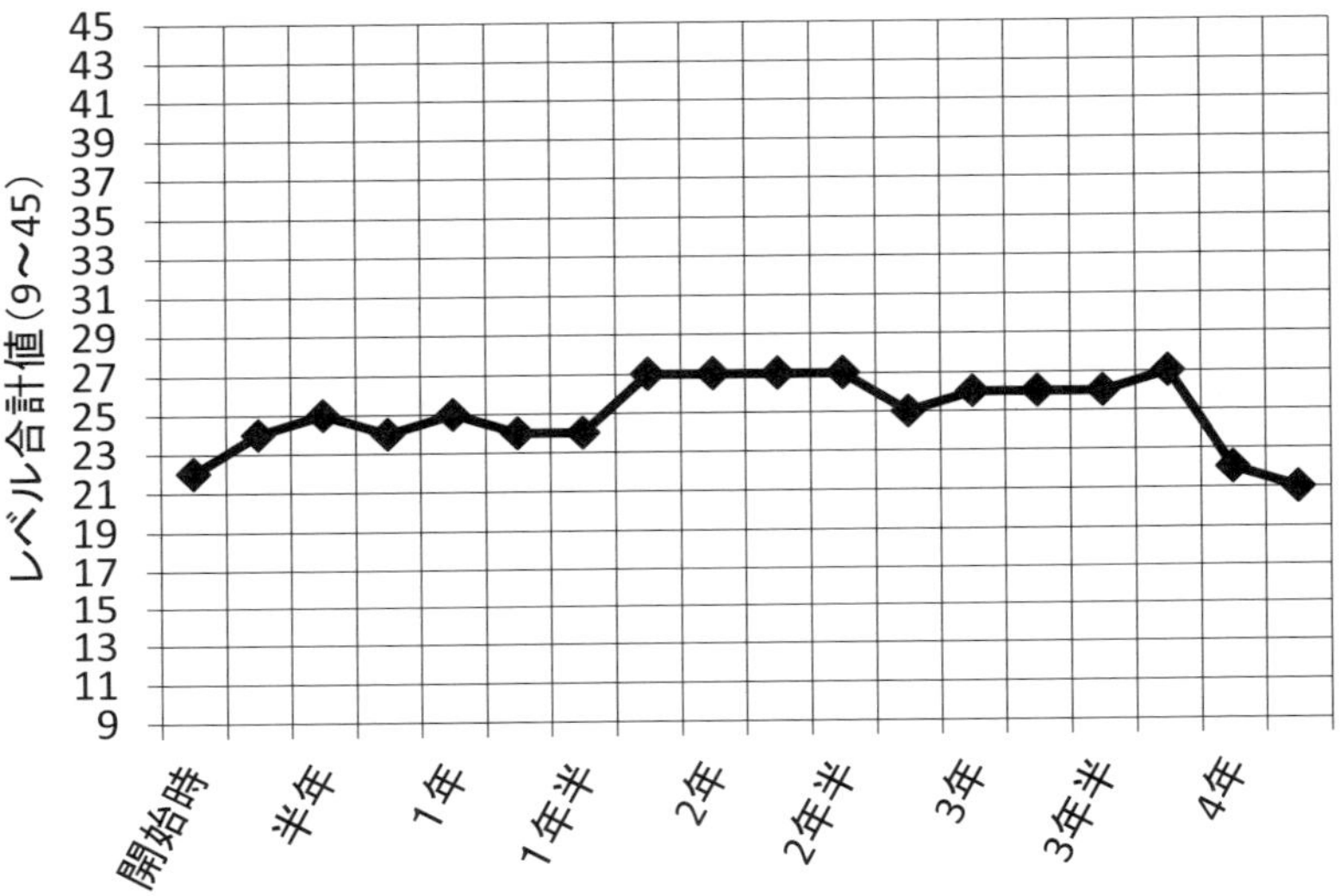

図 8-3 「お楽しみ測定」のレベル合計値の推移（G さん）

4年3か月目の測定値が開始時の数値に戻ってきた。そうした自分の変化にもしっかり対応され、自分からケアマネに通院時のヘルパー派遣を頼まれた。来所時には訓練を怠りなく遂行し、少しずつ体力もついてきた。そんな折、2階へ上がろうとし、階段を数段上ったところで転落し肋骨を数本骨折した。今回ばかりは救急車で運ばれ入院となった。すぐ退院されると思ったが、様々な事情で入院が継続している。

職員はGさんの100歳の誕生日を「涼風」で祝うのを楽しみにしていたし、骨折さえ起こさなければ十分実現可能と思われるほどしっかりした方だった。残念でたまらない。

◆ケアマネに勧められてシブシブ通い始めたが「なかなか楽しい所だ」と言って意欲的に通所されるようになった87歳の男性

Hさんは糖尿病による視力低下と共に外出の機会が減り、閉じこもり傾向になっていることを心配した地域包括支援センターのケアマネの紹介で「涼風」を見学した。「その日はヘルパーが来る」「その日は病院に行くから」と来所を渋っていたが、「月1回の受診の日は休んでも良いなら」とシブシブ通所されるようになった要支援1の男性である。

Hさんは一人暮らしであったが、毎週土日には息子さん夫婦が訪問し、買い物に車で連れて行ってくれたり、外食をしたり、食事の用意をしてくれたりと支援は十分あった。教師を退職後は茶道や謡を習い、お子さんと能の会などにも出かけており、悠々自適の暮らしをされていた。

基本的な疾患として糖尿病があり、服薬でコントロールしてはいるが血糖値は常に高く、特発性頻脈も時折起きていた。身の回り動作は入浴を含めてすべて自立で、週1回の訪問介護には掃除と買い物を依頼していた。家事も洗濯やゴミだしは自立していたが、調理はあまりせず、土日以外は惣菜やおにぎりを買ってすませていた。夕食時の缶ビール1本が何より楽しみとのことだった。

測定結果は記憶力満点で握力も30kg近くと良好だった。呼気の長さや手の動き、歩行速度などがレベル3で、片足立ちが2秒（レベル1）程度とやや機能低下が見られたが、年齢を考えると素晴らしい結果だった。視力低下によるふらつきに対しては機能向上は難しいと思われたが、他の機能向上は十分期待できた。

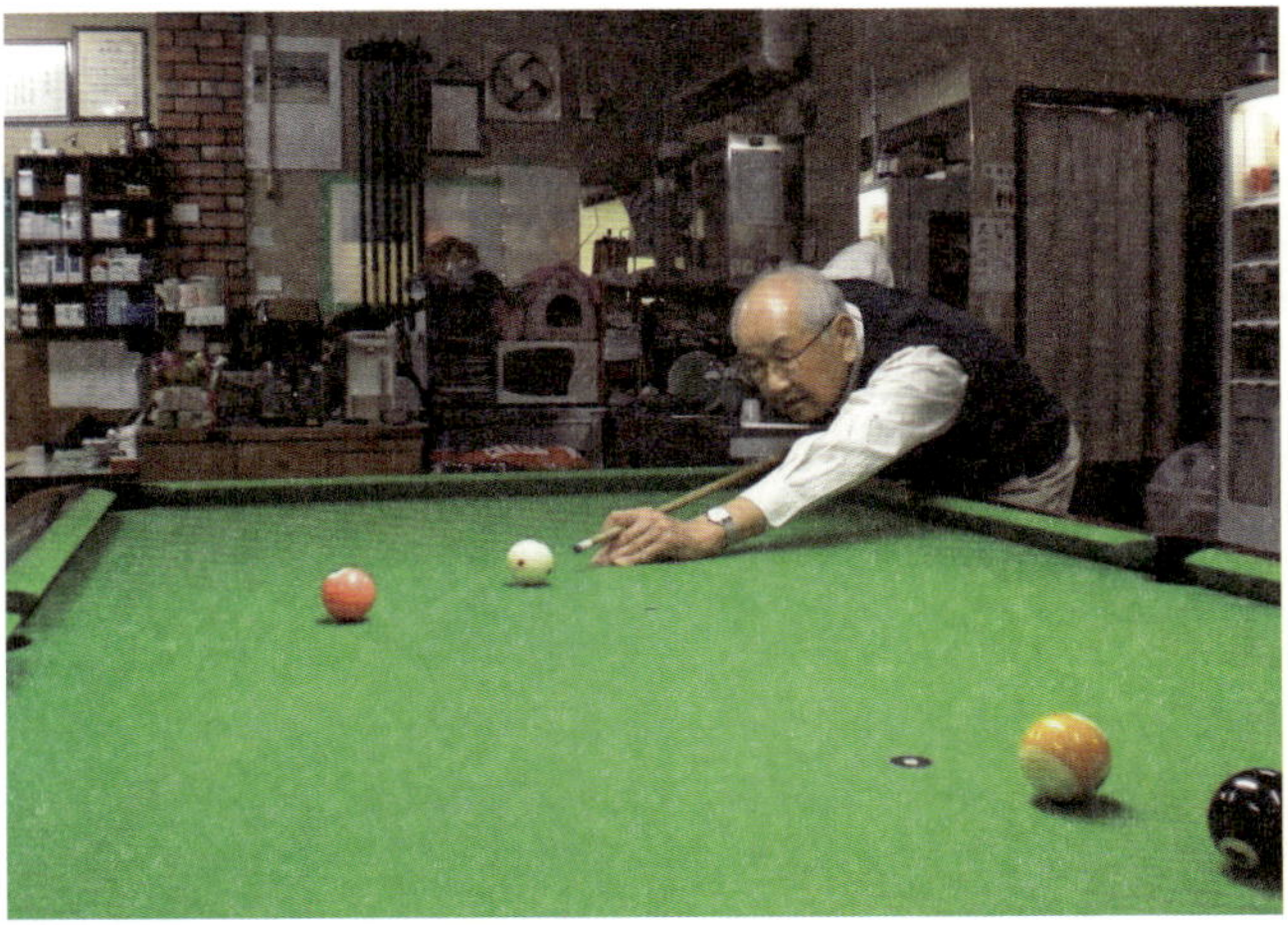

図 8-4　ビリヤード場でのＨさん

大変気持ちがしっかりしている方だったので、涼風流の自分で進める個別機能訓練は肌に合っていたようである。訓練の意味や方法もしっかり理解して訓練を進めてくれた。集団訓練もその意味を理解して参加してくれた。自由活動は視力低下のため細かい作業は好まなかったが、ビリヤードの球は見えると喜んで参加してくれた。すぐに上達し、1時間程度座ることなく他利用者や職員と楽しまれるようになった。その後は希望で他利用者と職員とで市内のビリヤード場に行き、本物の台でゲームを楽しまれることもある（図8-4）。

外出活動にもカメラ持参で積極的に参加され、後にプリントアウトして他利用者や職員にプレゼントしてくれた。夏の夕涼み会と称し、介護保険外事業として夜の飲み会を企画した時は、喜んで参加してくれたが、糖尿病には良くなかったかもしれない。ほとんどの利用者が昼休みは午睡を取るが、Ｈさんはパズルや箱折りのボランティアをしたり、職員とおしゃべりをして過ごしている。

2年目頃、頻脈が収まらず、かかりつけの病院まで車で送り、受診後、タクシーで再度来所、その頃から「次回は病院に行ってからタクシーで来るから」と受診の日も休まなくなった。同じ頃、食欲がなくなり、体調不良となり受診することが多くなったが、そのつど病院からタクシーで来所された。通所を2回に増やしたいとの希望が出て、ケアマネを通して区分変更を申請され、要支援2となった。今では「涼風」でのおしゃべりが何よりの楽しみと言ってくれている。また、90歳のお祝いには2人の息子さん家族とお孫さんも交え、ビリヤード場に行ったと写真を見せてくれた。このことは、驚きとともに、ご家族のHさんへの気配りと愛情が感じられ嬉しかった。

その他の活動でも、Hさんの様々な能力を発見することができた。初釜行事ではお茶のお点前をお願いし、百人一首では視力低下で取り手にはなれないが、読み手として謡のような朗々とした声が「涼風」に響き、雰囲気を盛り上げてくれた。実は絵もお好きで上手だということが最近判明した。

以上のような訓練や活動を通して、9か月目には片足立ち以外はレベル4と5が半々になるほど向上した。昨年8月の体調不良で数値はやや低下したが、冬になるとともに食欲も出て、少しずつ体力も向上し、笑顔も多くなり、測定結果も戻りつつある。今では「涼風」の最高齢93歳になり、その溌剌とした若さはみんなのあこがれの的である。

男性の多くは、老人が集まっているような施設には行きたがらない。仕方なく来所するが、参加する意味と、参加することによって得る効果を実感してくれるようになると、こちらの意図を十分汲み取って、意欲的に通所されるようになる。「涼風」では、できるだけ大人の男性にも耐え得る作業活動を用意しているが、例え幼稚園の子供がやるようなことでも、その作業活動の背後にある意味をしっかりお伝えすることで、大人の男性にも参加してもらえると思う。

◆視床痛に耐えながら、お孫さんの見守りや世話ができるようになった58歳の女性

Iさんは退院にあたって、娘さんがインターネットで訓練をしてくれる場所として「涼風」を探してくれたそうである。当時はホームページは開設しておらず、東京都の情報公開のページを見てくれたのかもしれない。見学してすぐ申し込まれた。

自宅で脳出血を起こし救急搬送され、左片麻痺となり、回復期病院で機能訓練を5か月間受け、退院直後から「涼風」に通所し始めた。機能回復が一番の希望であった。開始から少しして、救急搬送された病院を受診した所、しばらく通院での理学療法を勧められ、『涼風』通所と同時進行することになった。筋緊張による関節の拘縮を防ぐためのストレッチは夫が毎日受持ち、家事はほとんど娘さんが担当し、娘さんと夫が留守の間、一人で安全に屋内にいることができれば良いという状態だった。

左片麻痺の状態は、全体に関節可動域は良く保たれていた。下肢の状態は筋緊張が高く、足関節背屈可動の短下肢装具装着で恐る恐るT杖で歩行されており、見守りと段差では支える介助が必要な状態だった。上肢は随意的な動きはあまり見られず、上腕三頭筋の緊張が強く、肘を曲げることがむずかしかった。肘を曲げた状態では回内外が少し見られ、手指は全体での握りはでき

るが開くことは指の力をやや緩める程度で、人差し指と親指の随意的な屈曲がわずかに見られた。また、左半盲は顕著には見られず、左側無視も検査上はほとんど出なかったが、配膳された食事の左下を見落とすことがあり、視空間認知に多少の障害があると推測された。日常生活にそれほど支障となるものではなかったが、家で寝ている時、左手が背中の下になっていてもわからない時があるとのことだった。左側の表在覚と深部覚は麻痺しており、熱さや冷たさが良くわからないとIさんは言っていた。開始当初は左半身の痛みはなく、右半身に問題はなかった。

身の回り動作は、様々な点で周囲の手伝いが少しずつ必要だったが、できるだけ自分でやろうと努力されていた。自宅内の移動はゆっくりだがベッドやトイレ、脱衣所へは可能で、玄関入り口の段差は高低差が大きかったが右手でドアわきの壁の角につかまって腋を支える程度の介助があれば可能だった。トイレ動作は便器への立ち座りやズボンの上げ下げを含め時間はかかるが自立、食事も箸使用で自立だが並んだ料理の左下への注意喚起が必要だった。入浴はもともとシャワーだけだったとのことで、洗体は夫が一部介助していた。仕事は理容師で、夫と二人で経営していたが、発病後は夫が一人で行っており、Iさんの最終目標は何かしら夫の手伝いができるようになりたいというものだった。

測定結果は記憶カード満点（以後、現在まで同じ）で、ペグ棒回転はレベル4、それ以外はレベル1~3で、9項目のレベル平均値は2・8と屋内自立の目標値であるレベル3には至っていなかった。

見通しとしては、今後、視床痛が起きず、右半身に問題が起きなければ、徐々に体力が増し、動作の安定と速度も増すと思われた。自宅での動きも安定し、身の回り動作の自立だけでなく、家事への参加も可能と思われた。上肢の動きについては何とか補助手としての役割を模索したいと思った。また、最終目標である仕事についても、理容室の受付やなじみ客への応対など夫の手伝い程度が可能になると思われた。

初回の開始前担当者会議が自宅で行われた時、自宅内や玄関回り等拝見することから始めた。そのうえで、様々な評価を行い、現在の障害の状態を説明し、Iさんの職場復帰へ向けての希望を叶えるための訓練の道筋をお話しした。その中で、いくつか注意していくべきことを理解していただいた。

説明した注意点の第1は、左半身の知覚（表在覚、深部覚）が鈍いので、無意識では火傷や怪我、転ぶことがあるため、いつも目や右手足で左側を気遣うこと。第2は、左手足をかばうため、右手足に過重な負荷がかかるので、右手足の訓練もしっかりしていただくこと。第3は、直接、左手足の訓練には見えなくても、今できる作業活動をすることで、新しい体（左半身麻痺という体）に慣れ、体全体の動きが安定してくること。第4は、左半身の痛み（回復と共に出現するかもしれない視床痛）が出てくるかもしれないので注意していくこと。第5は、職場復帰に向けて、まず身の回り動作の安定と速度を上げ、できる家事をしていくこと等である。

個別機能訓練は「涼風」が提供しているものをIさんができる範囲で行っていただいた。それに加えて、体全体のストレッチや左手の機能訓練、戸外も含めた歩行訓練を行った。集団訓練も同じように参加していただいた。

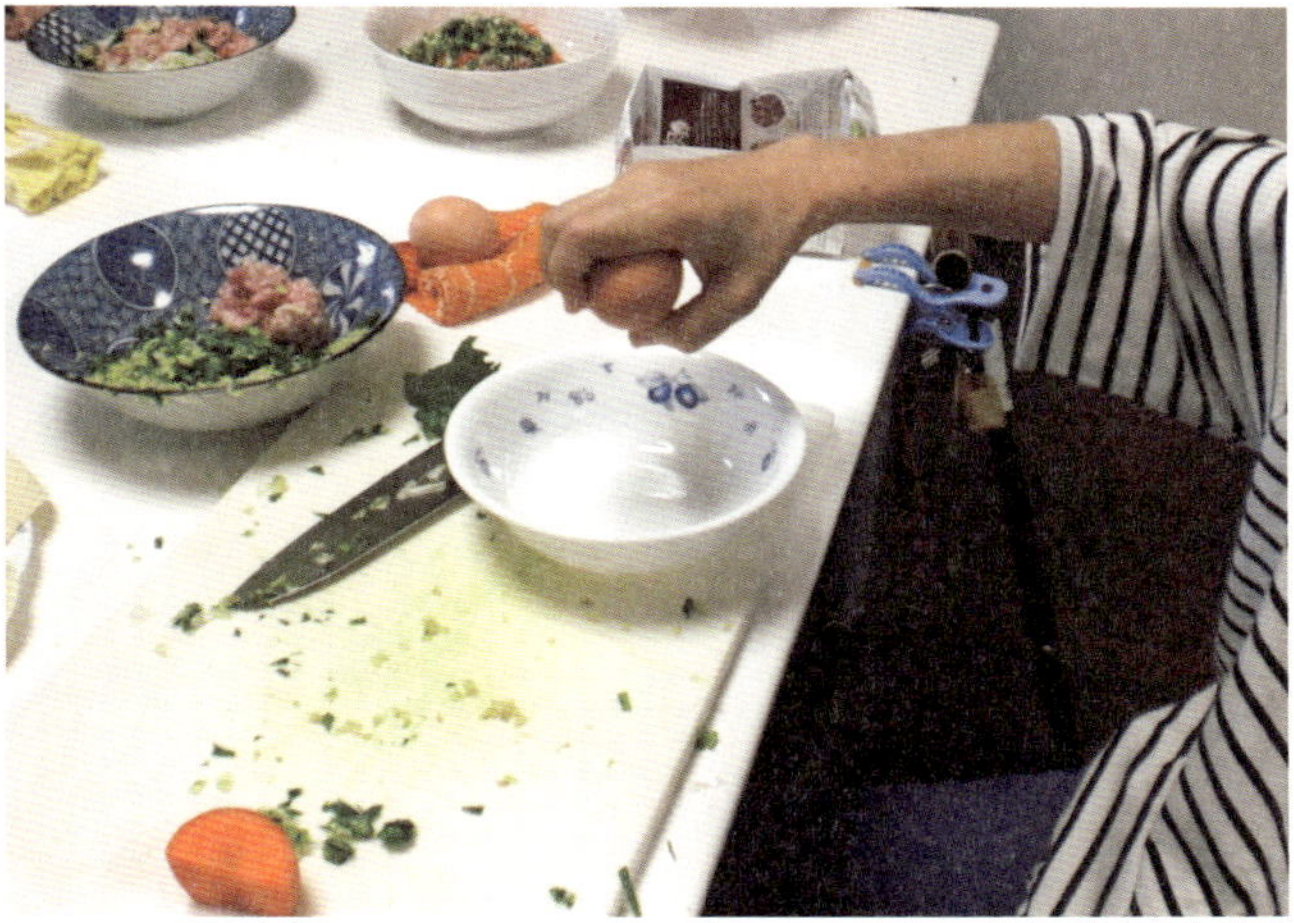

図8-5　初めのころの餃子作り（Iさん）

身の回り動作訓練は一日の流れの中で行うことができた。自宅玄関の出入り、「涼風」の玄関では上着の着脱やハンガーにつるすこと、靴の履き替え、段差の昇降、トイレ動作、手を洗う、湯飲み茶わんを洗う、手首で測る血圧計の装着、薬袋を切って一人で服薬をする、歯磨き、短下肢装具の脱着、低い椅子からの立ち上がり、床への寝起きなど。徐々に動作が安定し、手際が良くなり、動作が速くなっていった。

調理をして自宅に持ち帰り、家族と食べるという作業も行った。半年後に行った餃子作りでは、具を包む作業はできたもののあまり見栄えが良くなかったが（図8-5）、それから3年後は本人もびっくりするほど速く上手にできた。そうした過程で、爪切りや杖を固定するための自助具、安全に物を運ぶためのワゴンの紹介なども行った。爪切り自助具は使われなかったが、杖固定具は開始当初から、私が改造したワゴンは1年半後から現在までなくてはな

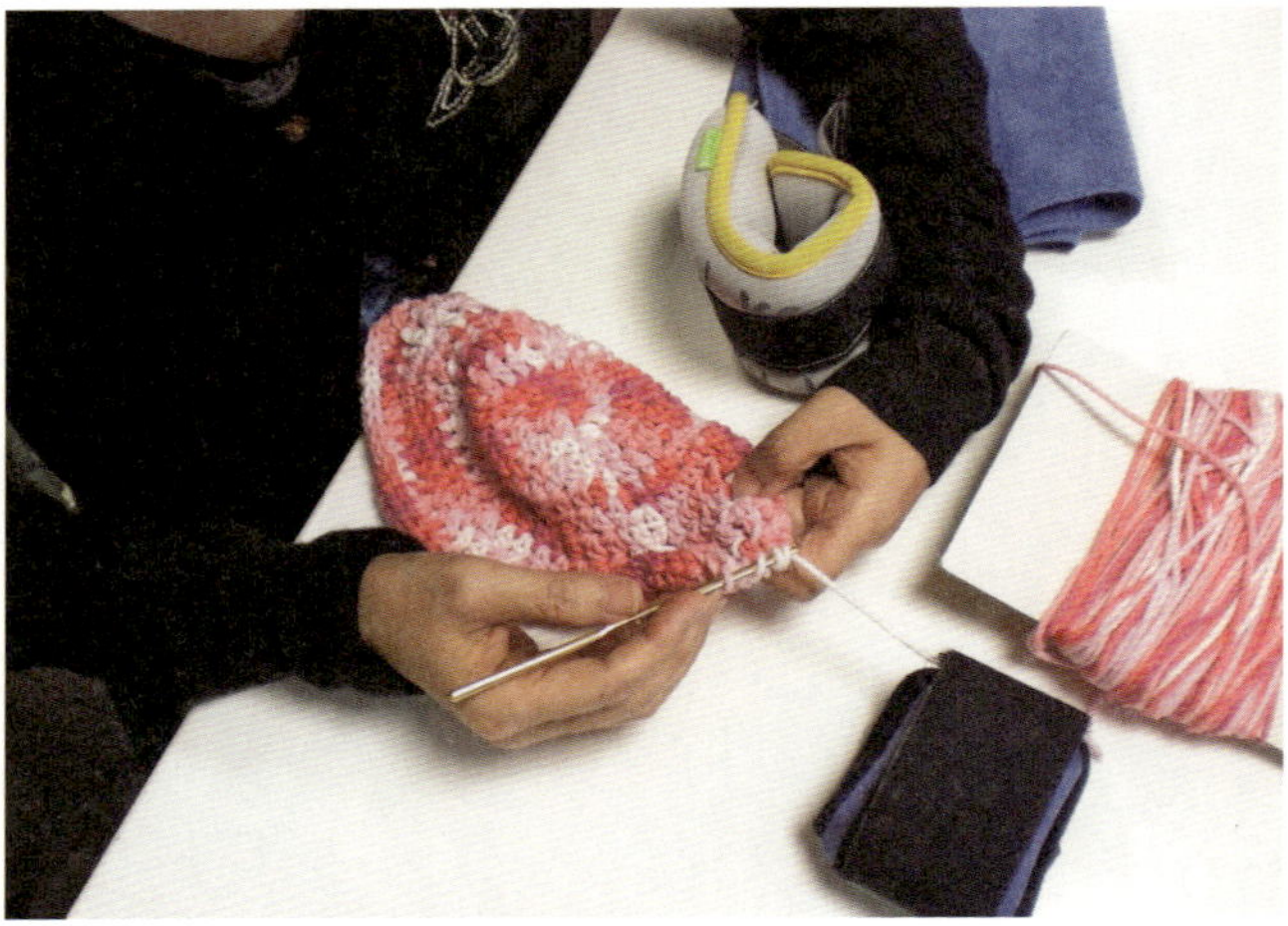

図8-6　自分方式でする鉤針編み（Iさん）

らないものとして使ってくれている（図5-2　101ページ参照）。退院当初、車いすは持っていなかったが、緊急事態を想定してレンタルをお勧めした。最初は日常的には使っておらず、受診もタクシーを利用していたが、現在ではタクシーより車いすの方が買い物の寄り道ができて便利だし、タクシーの待ち時間が必要ないということがわかり、市内の移動は夫が押す車いすを使っている。自助具や福祉用具は、すぐに使わなくても必要があり、便利だとわかると自然に使ってくれるようになる。

最初の2年ほどは、涼風の個別や集団訓練、散歩や外出行事への参加で手一杯だったが、すべての動作が速くなり、時間ができるとともに周囲で行っている手芸にも興味を持たれ、お孫さんへのプレゼントのひな飾りや5月の節句用の押絵風木目込みなども始めた。その頃には右手の器用さは職員を含めても随一で、ご家族は完成を喜び、今度は娘さんから「私にも作って」との注文もでるようになった。左麻痺での鉤針編みは難しいと思っていたが（右麻痺については簡単な自助具を使ってできる）、試してみたところ、少し動くようになっていた左手の母指と人差し指の間に毛糸をはさみ、Iさんのアイディアの自助具も使いながら編むことができた（図8-6）。仕上げには少し手伝いが必要だったが、2人のお孫さんへの色違いの帽子ができあがった。

家では調理の下ごしらえ、茶碗あらい、洗濯物干しのための準備やたたむこと、お孫さんの見守りなど家族の中での役割は多い。発症から4年が過ぎた夏、飛行機に乗って帰郷し、親族と交流を楽しむことができ、「また来年も行きたい」と言っておられた。

様々な点で機能や生活の自立度が増す一方、半年たった頃、家で右肩を痛め、右手に体重をかけることはむずかしくなり、痛みは軽減しているものの、あまり負荷をかけられない状況が続いている。また、1年半後頃から、左半身に重さを感じ始め、徐々に痛みが出てきた。痛みは更に強くなり、睡眠も良く取れない状況で、痛み止めを服用している。麻痺の回復と共に出てくることがあると言われている症状だが、「痛みに向き合います。我慢しますから」と手の訓練を怠らない。左手の機能訓練として、ストレッチ、川平法（参考書を見てやらせてもらっている）、両手と片手でのサンディング、ペグ棒のつまみ離しを行っている。最初は左手を支える介助をしてもつまめなかったが、現在では、自分の右手で左前腕を支えて32本のペグ棒（長さ5・5㎝、直径1・5㎝）を5分程度でつまんで隣の箱へ移動し離すことができるようになった。サンディングのような繰り返しの筋の屈伸は筋緊張を和らげ、随意運動をしやすくしてくれるのは確かである。

痛みが出なければ、今頃は夫と一緒に少しは仕事に参加できていたかもしれない。今は痛みと向き合いながら、時折の冗談や明るい笑顔を見せつつ、今、ご自分のできることを精一杯なさっている。ストレッチ等訓練を休むと体の動きが悪くなるのは、風邪で1週間少々休んだ時の機能低下を見れば明らかである。ご希望がある限り、手足の訓練を続けて行きたい。測定結果は開始時にレベル平均値2・8だったものが、3・6まで向上した。ほぼすべての項目で数値は向上し、5m歩行が31秒であったものが20秒前後と速くなり、片足立ちはかろうじて1秒だったものが3秒立てるようになった。40㎝高さの椅子への立ち座りもやっとだったが、20㎝の台へ腰かけ立ち上がることができている。視空間認知の低下によると思える計算力の低下も開始時1分間で17問が39問正解へと大幅に向上している。

しかし、この年々強くなる痛みが今一番の課題である。長い仕事の中では視床痛によって、ベッドの中にこもってしまう利用者に出会うこともあった。笑顔が素晴らしいIさんの顔に笑顔が見えず、痛みのために涙すら浮かべるのに出会うこともある。それでも、他の利用者さんに合わせて双六では〝面白い顔〟などを披露し、皆さんを笑わせてくれる。そんなIさんに、いつも感謝と尊敬の念を抱き、陰ながら頭を下げている。

◆乳癌・肺がん、多発性転移にみまわれながらも、涼風に通所し、亡くなる1か月前までボランティアをしてくれた82歳の女性

Jさんは両膝の強いO脚と膝の痛みで来所した。夫の死亡と引っ越し（息子さんと同居）によ

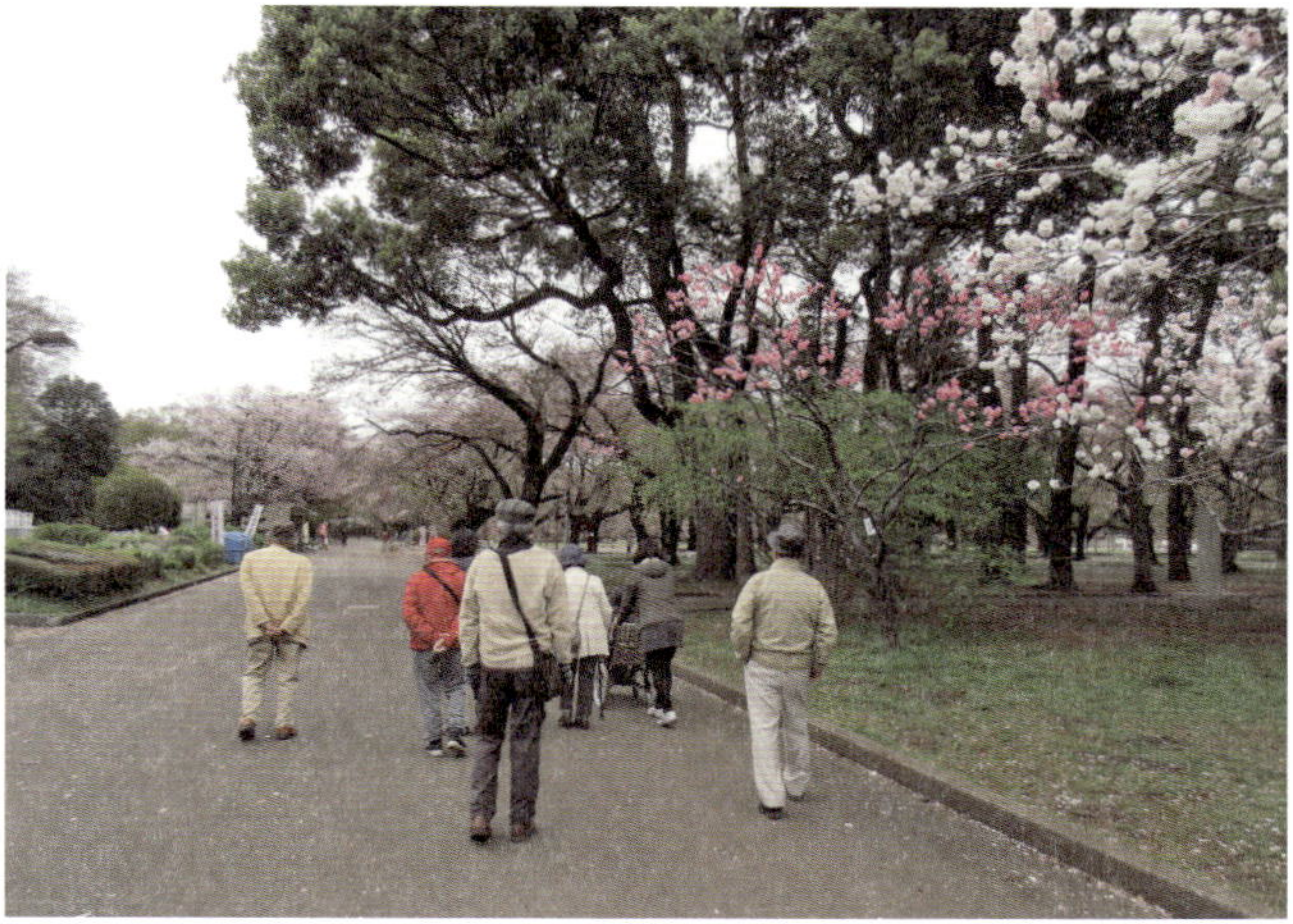

図 8-7　開始後間もなく参加して梅見

る環境変化からうつ傾向になり、地域包括支援センターの勧めで来所した。7年前まで医院の受付と医療事務をし、患者から慕われる存在であったようで、後に「涼風」でも他の利用者の多くに慕われる存在になっていった。1年前圧迫骨折により腰が立たなくなって3週間ほど入院し、退院後は要支援1で市内の通所リハビリ施設に通っていたが、要支援2となり、内容がマンネリでその施設には2回は通いたくないとのことで「涼風」を紹介されて開始となった。「運動をして膝の痛みをとりたい。気分が落ち込んできたので他人との交流が欲しい。」という希望があった。

10年ほど前に乳癌のため左乳房全摘出術をし、経過観察をしていたが、10年たって肺への転移が認められ手術となった。その後、ホルモン剤を服用し、3ヵ月に1回受診して経過を見ている状態であった。

身の回り動作は自立しており、家事も息子さんのことを含め主婦としての生活ができていた。

腰痛と膝痛があり、買い物はシルバーカーを押して出かけていた。体全体の動きが緩慢で、乗用車に乗るのもやっとで、床に寝たら寝返りもやっと、仰臥位から四つ這い位になることも困難だった。明らかに運動不足の様子であり、記憶カードも集中力がないのか初回も3か月目も満点は取れなかった。椅子に座るとすぐに背もたれにもたれかかり、動作ごとにため息をつくほど、見るからに心身ともに億劫という様子だった。

主婦として自立しており、体の動きが良くなり、楽しい刺激があれば気持ちも上向きになっていただけると思った。

開始直後に小金井公園への梅見に出かけ、梅の香に包まれながら暖かい紅茶を飲みお菓子を食べる催しを行った（図8-7）。後に、「あの時気分が良くなり、頭の上がぱっと明るくなったような気がしたのよ」と言ってくれた。最初の2か月は昼食なしの午前中だけの通所を希望されていたが、梅見のころから全日希望となり、休むことなく涼風の活動を楽しんでくれるようになった。個別機能訓練は体が思うように動かないためゆっくりだったが、徐々に体の動きは良くなり、3か月目には寝返りもスムーズになり、四つ這い位から床に手をついて立ち上がれるようになった。

活動はビリヤードやオセロ、クロスワードなどを他利用者や職員と楽しまれ、半年を過ぎたころにはネット手芸でティッシュケースを作って友人にプレゼントした。ボランティアで箱折りや雑巾縫いなどもすすんでやってくれた。冗談も上手で、ウイットに富んだ職員とのするどい言葉のやり取りも積極的に楽しまれた。外出行事は特に楽しまれ、バラ園散策や美術館に出かけた。また、本人たっての希望で落語に行ったところ、次の会も「申し込んで」とのご希望があり、昨年は2回の落語講演会と外食を数名の利用者さんと共に楽しんだ。

1年ほど前から腫瘍マーカーが上がり始め、ホルモン療法を行い軽快した時期もあったが、半年前には、これ以上強い薬を使うより、地域で緩和ケアを受けた方が良いという医師の勧めがあり、地域の訪問診療を頼むようアドバイスした。体が楽になったためか、訪問診療に移行して3か月目の測定では一番お元気な頃の数値に戻った。

しかし、徐々に食欲がなくなり、「涼風」では横になっていることが多くなった。時折起きて職員と冗談を言い合い、体調が良いと一部訓練を行い、5分程度散歩に出ることもあった。「涼風」恒例の花見+回転寿司行事は無理かと思っていたら、楽しみにされており、いつにない食欲で沢山召し上がることができた。数日後の別の曜日の回転寿司にもお誘いし、また沢山召し上がれた。その後、鰻もお好きなので職員と近所の鰻屋さんに車いす散歩を兼ねて出かけた。Mさんの食べられそうな昼食を手作りし、清拭や足浴を行い、「トイレに一人で行かれるうちは家にいる」という目標設定で、「涼風」の通所回数を3回に増やしたいご希望を受け入れ、その日その日の体調に合わせて過ごしてもらった。

息子さんや訪問診療の医師、薬剤師、ケアマネとは担当者会議や電話、日常的には連携連絡ノートを使って支援にあたった。最後の最後まで「楽しく生ききって欲しい」と、色々工夫を重ねた。しかし、通所では限界があった。ある朝「水も飲めないから休む」と本人から電話があった。家に一人でいたのではどうしようもないので、とにかく「涼風」に来てもらった。そこで担当医師に入院の手配を頼み、少しずつ飲み物やゼリー、大好きなおにぎりご飯とみそ汁を時間をかけて食べてもらった。その間もきわどい冗談を職員とかわしながら過ごした。翌日入院となり、点滴などで少し気分が良くなったが、退院する気力はなくなっていた。その後、ホスピスに移り亡くなられた。

4年に亘るおつきあいで、その人柄は利用者や職員すべてから慕われた。淋しいことだが、私の仕事は「最後の最後まで涼風で楽しく過ごしてほしい」というものであり、看取りに近くまでおつきあいできたのは、仕事冥利に尽きると言わねばならない。

◆記憶力が低下して気落ちすることが多いが、外出行事を楽しみにされ、おかげで「涼風」の活動をより充実したものにしてくれている73歳の女性

Kさんとのお付き合いは、以前の職場で市から委託されていた介護予防のための地域支援事業からで、地域支援事業で心臓の障害が発見され、入院手術を経て要支援1となり、「涼風」の開始と同時に通所されるようになった方である。「涼風」の活動内容は、前職場で行っていたことと基本的には同じであり、Kさんにとってはなじみのあるものであった。個別の運動訓練の他に、美術館やコンサートにも出かけていた。地域支援事業の場合は、基本的に日常生活自立の方々が参加するので、市バスや電車で出かけることもあった。そんなイメージを「涼風」にも持っており、体力回復を主目的に週1回の通所を開始された。

手足の機能は日常生活上問題はなく、握力や片足立ちバランスがやや低下している程度で、ちょっとうっかりといった程度の記憶違いは以前から見られたが、検査では記憶カードは満点であった。

　夫と二人で主婦として暮らしており、近隣市に住む娘さんや友人たちと美術館や温泉旅行によく出かけていた。心機能は服薬と適度な運動で不整脈はなくなり、体力向上によってはすぐに要介護認定で非該当になり、地域支援事業に戻れる対象者と思われた。

　開始3か月目の測定では握力や片足立ちバランス、ペグ棒回転などの向上が見られ、低下したものはなかった。半年目の測定では握力は更に増し、左右共に開始時17kg程度だったものが20kgを越し、片足立ちも開始時の倍の60秒（満点）ができた。しかし、得意のはずの計算力がやや低下し、記憶カードが満点を取れなかった。2年目には全体に良く維持できていたが、片足立ちは開始時に戻っていた。3年目に入り記憶カードの正解数が低下してきたため、長谷川式認知症簡易テストをさせていただいたところ30点満点中21点という結果であった。徐々に本人もそのことが気になり始め、夫に指摘されることも多く、友人や娘さんとの待ち合わせもむずかしくなってきた。うつ傾向になり、一時は「涼風」への通所も拒否されるようになった。それまで娘さんとの連携はしていなかったが、連絡を取り、協力を得て半年程度で徐々に落ち着いてきた。Kさんを尊重した娘さんの対応が大変良かったためと思われる。「涼風」ではKさんの状況を電話やメールで娘さんにこまめに伝え、記憶力の低下に不安を覚えないよう様々な配慮と対応を娘さんと相談しながら心掛け、Kさんの好む活動を多く提案していった。

　次の認定更新では要介護度1となり、「涼風」への通所も2回に増やすことができた。週1回の娘さんの訪問も定着、夫の理解も少しずつ進んだ。その後も、娘さんとの連携は密にとっているが、この2年間は「認知症になったら大変」という焦燥感は薄らぎ、「物忘れが激しくて〜」と笑顔で話すことが多くなっている。記憶カードの正解数も焦燥感が強くなっていた当時の半年は低下したが、落ち着いてくるとともにやや向上した。

「涼風」での活動は個別機能訓練にも集団訓練にも慣れているので、現在も少しの支援があれば問題なく参加できている。また日常活動は、「涼風」で提供しているほとんどの活動を楽しめており、特に外出行事は大変喜ばれ、全体行事の遠足や花見と回転寿司などもさることながら、希望者のみの美術鑑賞やコンサート、講演会、競馬観戦、落語鑑賞には率先して参加されている。今年の夏には歌舞伎鑑賞をし、秋には美術館の特別展示会も予定している。予定の月日は忘れても、それを楽しみに待つ気持ちは持ち続けてくれる。前日から楽しみにし、当日にはそれにふさわしいお洒落な衣服や装飾品に包まれて来所される。そうした華やかさは他の利用者にも良い影響を与え、皆さんこぞってお洒落をしてきてくれるようになった。当然職員も外出着でご一緒する。Kさんのお蔭でこうした催しが成り立ち、「涼風」の活動の幅が広がる。そのことをKさんに感謝の言葉とともにそのつどお伝えしている。

まだまだ他の方も紹介したいところである。以上の方々以外の利用者さんも、「涼風さんに来るのが何よりの楽しみ」と言ってくれる人がほとんどである。しかし中には、「涼風さんの方針は良いけれど自分にはきつい」と言って辞めた方もいる。私としては利用者に合わせた方法や負荷量を考えてやっているのだが、周囲の人の活動状況を見て、それと同じようでなければいけないと感じる人がいるのかもしれない。また、自由選択を辛いと感じる人や、特殊な場合だが、周囲の人との生活レベルの違いが気になる人もいるようである。

「涼風」の方針に合わず、辞めてもらった人もいる。特別な理由もなく、年中休んだり、早引けしたいと言ったり、お迎えに行っても準備ができていなかったりする場合である。ケアマネと相談して、定期的な通所ができるよう様々に工夫してもうまくいかず、遂に「もう辞める」と言わせてしまった。また、自分の信じる宗教を熱心に勧める利用者がおり、他利用者から苦情が出た。「他の人に宗教の勧めはしないで下さい」と2度お願いしたが聞き入れてもらえず、3度目には「今度同じことをご注意しなければならない時は辞めてもらいます」と申し上げたら、その翌週から通所しなくなった。

縁あって「涼風」に来てくれるようになった利用者すべてに、その人に合うサービスを提供したいと思っているのだが、それができないこともあるのは残念なことである。そんな時は、その人に合った通所介護施設を探してもらうようケアマネに進言し、常々、私自身も他の通所介護の状況を知るように努めている。

「涼風」の登録者とその転帰

転帰という言葉はふつう、病気の経過の行きつくところという意味で使うので、ここで使ってよいかは自信がない。いずれにせよ、一度「涼風」利用者として登録された利用者がその後どうなったかをここでまとめておきたい。

開業（2010年4月）から現在（2015年9月末現在）にいたる5年6か月間の、全登録者数は70名である。

うち24名は現在も通所を継続している。ただし、うち4名は、入院や自宅療養による中断を経て復帰した。中断期間は1～5か月である。ちなみに通所期間（通算）の最長は5年6か月（2名）、最短は1か月（1名）であり、それ以外は5年以上：4名、4年以上5年未満：4名、3年以上4年未満：2名、2年以上3年未満：4名、1年以上2年未満：4名、1年未満：3名となっている。

46名は何らかの理由（死亡をふくむ）で終了または中止となった。内訳は次のとおりである。

・20名は「入院」のために中止となった。入院理由は、脳血管障害の再発、癌の進行、転倒骨折、糖尿病の悪化などである。入院後の転帰は、「死亡」が5名（ホスピスに移って死亡した2名を含む）、「施設入所」が5名（特別養護老人ホーム、有料老人ホーム、老人保健施設など）、「入院継続中」が4名、「退院後通所せず」が1名、「不明」が5名である。入院継続中の4名のうち2名は復帰を期待できるため、待機しているところである。退院後通所せずの1名は、ときどき元気な顔を見せてくれるのだが通所再開に到っていない。

・14名は「自分に合わない」という理由で通所を中止した。やめるまでの日数は2、3日から1年ぐらいまでさまざまである。

・6名は「よくなったから」として涼風を終了された。いわば、卒業の方々である。

・3名は「有料老人ホームに入居」され、その時点で終了となった。
・3名は「自宅で死亡」されたため終了となった。うち2名は次の通所予定日までの間に呼吸不全と心筋梗塞で、1名は癌で1か月の自宅療養の末亡くなられた。

以上のデータは、利用者集団の一部がいつも入れ替わっていることを示している。もちろんこれは、運営上の実感とも一致する。合わないからやめるというケースをのぞけば、多くの利用者にとって、涼風は人生の終了点または限りなく終了点に近い経過点に位置している。そうした大切な時期にかかわっている仕事であることを日々肝に銘じている。

「合わないから」やめて行ったケースは5年半の間に14名、すなわち1年に3人弱と言ったところであった。多いとみるべきか、やむを得ないとみるべきか迷うが、開始点でのミスマッチの回避は、これからもより慎重に行わなくてはと思っている。また、途中経過での利用者の反応への適切な対応についても、事例から学んでいかねばならない。

数日でも数か月でもかかわることができたことで、「涼風」で行った活動がその利用者の心の片隅に残り、その後の暮らしを少しでも支えてくれる力になればと思っている。

第9章

「涼風」で働く人たち

管理者の仕事

介護保険法では「通所介護」に「管理者」を置くことを定めている。管理者はその事業全体の管理をする人である。その他にもそれぞれの事業体には人員配置基準が決められている。昨年度までは小規模通所介護は定員10名以下を指し、「生活相談員」1名と「看護職員」か「介護職員」(資格がなくても良い)のどちらか1名がサービス提供時間帯勤務し、うち1名が常勤であれば基準を充たすとされた。また、一昨年度よりこの他に「機能訓練指導員」が必須となり、看護師がいない場合は他の「機能訓練指導員」(注1)が従事することが義務付けられ計3名の配置が必要となった。今年からは、定員18名までが小規模とされることになったが、1か月の利用者数が300人以下と決められており、利用者15名までは「生活指導員」、「看護職員」、「介護職員」各1名の配置が必須であるのは今までどおりである。さらに利用者1～5名増えるごとに「介護職員」1名が配置されなければならない。小規模か、中規模かなど規模によって報酬単価が違うのが介護保険の報酬体系である。

こうした細かい決まりは介護保険法改正ごとに変わるし、改正時でなくても突然変わることもある。都道府県によっても厚生労働省の基準を下回らない範囲で変わることがある。報酬に関しては、国の単価を上回らなければという但し書きがついて市区町村の裁量が認められているものもある。制度の変化についていくのは大変であり、自分の事業以外を詳しく知ることは困難である。しかし、改正の流れを見ていると、厚生労働省がいかに事業者に対して、報酬が少なく、かつ効果的なサービスを提供してほしいと思っているのかは伝わってくる。

詳細はさておき、私は法人の役員と「通所介護」の「管理者」、「機能訓練指導員」を兼務している。小規模ではふたつ以上の兼務が当たり前であり、そうでなければ経営してはいけない。今のところ介護職員は資格が不要なので、経営者と「管理者」、「介護職員」を兼務している人が多いかもしれない。「管理者」にも資格がいらないからである。また近隣の機能訓練特化型とか高齢者フィットネス、リハビリ型と銘打った短時間通所介護では、柔道整復師やあんまマッサージ師が経営者と「管理者」、「機能訓練指導員」を兼務しているところが多い。それを理学療法士がやっているところもある。

ここでは純粋に「通所介護」の「管理者」として、私が行っている仕事内容についてまとめてみたい。

管理者として一番大事な仕事は、通所介護全体の仕組みを作ることである。それは一日のプログラムや月間と年間スケジュールだけではない。何を目指して仕事をするのか。その目的をどういう仕組みを作って実現させていくのか。その仕組みの中で、職員はどう働いていくのか。こうした土台を作り、サービスを提供していく中で不具合が出れば変更していく。それを日々考えながら仕事をしていくのが管理者の一番大事な仕事だと思っている。その詳細は第4章「涼風」の立ち上げ、第5章「涼風」のルティーン、第6章「涼風」の特別な時間で述べたとおりである。

第2に、そうした仕組みを職員に伝えることである。職員の入職時のオリエンテーションに始まり、毎年「お楽しみ測定」を実施し、個別の機能訓練を実際に体験してもらうことを繰り返し、

「涼風」の理念「楽しく生ききる」を実現させていくことを職員と共有する。実際の仕事の中で、利用者の状況について議論をしながら、仕組みの不具合や有効性にまで踏み込んで思いを共有していく。職員それぞれの得意不得意を理解しながら、思いを共有し、利用者の支援に結び付けていく。そして、何よりも職員が楽しく働けているかに配慮することが大事である。これは管理者であるとともに、経営者としての大事な役割だと思う。楽しく働けていなければ、利用者が楽しく過ごすお手伝いなどできるはずもない。年度末には、全職員へのアンケート調査を実施し、やりたくない仕事や得意な仕事、困っていることなどを書いてもらい、それをもとに面接をしている。

第3に、利用者全体の組み合わせについても、利用者個人の状況を考えながら、できる限り利用者同士が余計な心の負担がなく過ごせるよう配慮する。これは職員と共に考えている。

第4に、経営にかかわるような配慮も重要である。できるだけ100%に近い利用率を目指さなければ小規模通所介護は運営できない。特に「涼風」の活動は、利用者それぞれの希望に対応するために、1対1の対応をしなければならない場面が多く、その分、職員数が多くなければできない。利用者10人に対し基準の3人では到底対応はできない。現在は4~6人で対応している。幸い、「涼風」は開設後半年目からは、ほぼ満員の状態が続いており、利用申し込みがあってもお断りせざるを得ないこともある。しかし、急な入院や体調不良で欠席が出ると、すぐに収入は減る。入院の状況から3か月以内に退院できる見込みがあれば、その利用者の登録は切らないことにしているため、新規の利用者を入れることはできない。等々、様々なことを考慮しながら、ケアマネに空き状況を伝えたり、以前、お断りした利用者へ空きが出たことを連絡したりしている。

第5に、国や都、市からの介護関連情報を収集し、内容を検討し、職員に伝え、将来への備えをすることである。

第6に、地域の他事業者との情報共有や連携のための活動に参加することである。小金井市では事業者連絡会を作っており、私も参加し、現在は事務局長として組織作りの裏方を引き受けている。

第7に、近隣住民へ、この場（「涼風」）を使って役立つことはないだろうかと、いくつかの催し物や活動を提供している。消防署にお願いして「救急救命講座」を開催したり、地域包括支援センターにお願いして「認知症サポーター養成講座」を開催している。「涼風」コンサートへのお誘いをすることもある。常設として、自前の「介護予防教室」や「麻雀教室」も開いている。

（注1） 理学療法士、作業療法士、言語聴覚士、看護師、柔道整復師、あんまマッサージ師の6職種

スタッフの仕事

スタッフの中で、いなくては仕事が始められないのが事務職員である。通所介護事業の仕事内容の半分は事務仕事である。介護報酬の請求、職員の健康保険や年金を含めた給与関係の仕事、物品の購入や経理、毎年の確定申告のための準備など仕事は山ほどある。確定申告自体はとても

素人ができるものでないことは、初年度の申告を頼んだ税理士の仕事内容を見てわかった。個人の確定申告なら私も毎年やっているので、少し勉強すればできるかと思っていたがとんでもないことだった。介護報酬の請求や利用者の自己負担分の集金については、そうしたことを引き受ける会社がそれぞれできており、その下ごしらえが事務職員の仕事になっている。以前勤務していた桜町高齢者在宅サービスセンターでは、介護報酬、給与、経理にそれぞれの事務職員がいた。もちろん小さな「涼風」では、それらの仕事を一人でやらねばならない。幸いなことに、元事務職員をしていた私の娘がそれら全ての仕事を引き受けてくれている。彼女は開設前に〝介護事務〟の講習に参加して介護報酬についての概要を学習し、最初の1年をかけて税理士さんの指導も受けている。おかげで私は何の心配もなく、現場の仕事に専念できている。

他の必要スタッフと言えば、「生活相談員」と「介護職員」、「機能訓練指導員」であるが、「涼風」の職員は一人で複数の資格を持っている。「涼風」で働きながら資格を取ってくれた人もいる。従って、4名の常勤職員（役員3名を含む）と1名の常勤なみ職員すべてが生活相談員の資格を持っており、現在は資格のいらない介護職員であるが、私以外4人とも介護福祉士を取得している。その中の1名と私はケアマネの資格も持っているので、誰が休んでも基準を充たせないということはない。

これらの職種は、大きな事業所ではそれぞれ役割を分担されているようだが、「涼風」では誰もが同じように働くことを目指している。小規模なのでそれが可能である。機能訓練に関しては報酬上決まりがあるので、最低限その決まりに合わせてはいるが、「涼風」では医療的な注意が必要な特別なことでないかぎり、誰もが適切に機能訓練をできるようにしている。機能訓練を運動訓練と限定せず、生活行為に結びつけたものとした場合、スタッフ誰もがそれを担当できるのでなければ通所介護の一日はやっていけないとも思っている。

前述の事務職員も利用者の訓練や活動に参加するが、現場の仕事の多くは私を含め3～4人で対応している。送迎のための車の運転、バイタルチェック、個別機能訓練、集団訓練のリーダー、様々な活動の支援すべてに携わっている。新規利用者の案内や担当者会議、カルテの作成、「お楽しみ測定」、聞き取りや計画書の作成なども交代で担当している。誰でもが「涼風」の現場の仕事を仕切れるようにしている。開設2年間は、大半の仕事を私が仕切り、スタッフには助手のような働き方をしてもらっていたが、3年目からは現在の職員が揃い、徐々に仕事を任せ、現在のスタイルにすることができた。

ありがたいことに、職員はそれらの仕事をすべてこなせる優秀な人たちである。一人は前職場で数年一緒に働いていた職員なので、働きぶりは良く知っていた。もう一人はインターネットの求人サイトで申し込んでくれた人で、一日見学参加のうえ入職してくれた人である。いずれも「涼風」の理念や基本的な姿勢にピタリと合った人たちで、気持ちよく一緒に働いている。

その他に、昼食準備のために、昼少し前の時間から1名パート職員を頼んでいる。味噌汁作りと配食サービス事業所から届けられる副菜の温めや配膳などをする。食後の片づけもお願いしている。それらは職員も手伝う。昼食が終わると午後の活動に移るが、そのパート職員にも麻雀の相手や手芸の支援など共に活動する伴走者として、その人の得手不得手に沿って参加してもらっている。毎日違う人が来るので、常勤職員にも刺激や楽しみになっている。

外部にいて「涼風」を助けてくれる人たち

「涼風」を運営していくためには、職員以外にも沢山助けてくれている人たちがいる。

一番の助っ人は何と言ってもケアマネである。この人たちは様々な法人の中に作られている居宅介護支援事業所に所属している。ケアマネの存在なくして「通所介護」はなりたたない。利用者の紹介は大半がケアマネからである。ケアマネに「涼風」の活動内容をよく知ってもらうことが、適切な利用者への紹介につながる。利用者の数が増えれば良いというものではない。「涼風」がより貢献できる利用者に使ってもらうためには、現在、引き受けている利用者についての、担当ケアマネとのこまめなやり取りが大事だと思っている。

地域包括支援センターも頼りになる存在である。介護予防教室の参加者で要介護認定が必要だと思った場合には連絡して、その参加者にかかわってもらっている。めったにないことだが、利用者に被虐待の疑いがあれば、相談することもできる。また、「認知症サポーター養成講座」の開催にあたって講師を引き受けてもらっている。地域包括支援センターにはケアマネもいるので、要支援の利用者の紹介もしてくれる。

ボランティアを頼むのは大変難しいことだが、「涼風」の理念や基本姿勢に合う場合はお願いしている。なぜむずかしいかというと、ボランティアをしたいと思う人は、たいてい〝困っている人に何かをしてあげたい〟と思っているからである。利用者のできることを取ってしまいかねない。「涼風」で必要なボランティアは、利用者のかたわらにいて共に楽しんでくれる人である。囲碁のボランティアさんがその一人である。また、利用者の中で、別の日の麻雀ボランティアに来てくれる人もいる。元利用者で卒業した方が、暮れの生け花教室や初釜のお点前に来てくれることもある。

福祉用具や補装具の会社の人も仕事ではあるが、「涼風」まで出向き、私の小難しい注文に応えてくれている。

配食サービス業者も大きな「涼風」の戦力である。現在は沢山の宅配業者が存在しているが、「涼風」が頼んでいるのは、「涼風」を始める数年前から市内の主婦グループが開業した宅配専門業者である。当日の午前中に調理し、一品ごとに人数分をまとめてバットに入れて昼食直前に配達してくれる。それを温める必要のあるものは温めて提供している。

その他、税理士、介護報酬請求会社、自己負担分引き落とし金融機関等、いずれも運営をしていく際の経済的なやりくりには、こうした助っ人たちが不可欠である。介護サービスを提供すると介護報酬が発生するが、そのうち1割（今年8月分から2割の人もいる）は利用者本人からもらう必要がある。現金をもらっても良いが、受け取りの際の手間や、確実性を担保するためには金融機関を利用する方が良い。そのために「引き落とし」を請け負ってくれる会社との提携が必要になるのである。この他の8割又は9割は国民健康保険団体連合会（国保連）に請求することと決められている。その請求をするのに、介護保険制度が始まった頃は手書きの書類（書式は決まっていた）でも良かったが、今ではメール送信（電送という）ということになっている。書式が入っているパソコンソフトを購入する必要があるが、3年ごとの改正に対応するのは大変である。そこで、そうした改正にも対応し、利用者の利用情報を入力すれば、国保連に請求をしてくれる会社も様々立ち上がっている。そうした会社は、請求業務だけでなく、求人情報を出してくれたり、給与計算をしてくれたりと様々な業務を同時に受託していることがある。委託内容によって料金は異なる。管理者は、どこまで自分のところでやるか、どれを委託するかを、資金や能力と相談しながら決めていくのである。

第10章

通所介護施設運営のノウハウを少々

施設内環境のととのえ方

通所介護の施設には基本的な設備基準がある。機能訓練室と食堂（兼用でも良い）は併せて利用者1人あたり3㎡のスペースが必要である。その他に専用のベッドのある静養室、相談内容の漏えいを防ぐための仕切りのある相談室、車いすを使用できるトイレ、鍵のかかる書庫や椅子机を備えた事務室がなければならない。浴室については入浴サービスを提供しないのであれば必要がない等である。調理室（台所）の設置は義務付けられていない。外から弁当を調達する形でも良いし、短時間サービスなら昼食を出さなくても良い。

まずは利用者1人当たり3㎡以上のスペースを確保することから始めなければならない。私が借りようと思った所は10人定員なら十分な広さだった。なかの作り方を決めるために、静養室や相談室の仕切りはどの程度なら大丈夫なのかを、市内のすでに開業している施設を見て回った。パーティーションと言ってもどのようなものが適切なのか、規則に出ている文章だけではよくわからなかった。当時、私は東京都第三者評価の評価者を5～6年やっており、都内の施設を見る機会も多くあったが、ほとんど中規模以上の施設であり、小規模を見る機会は少なかった。また、市内にも小規模は少なく、そのすべてを回っても4～5件であった。それらから得た知識をフル動員して考えた。

そのうえで、私が提供したいサービスを行うために、どういう作りが良いかを、借りることになった場所の図面をにらみながら考えた。利用者の動きを思い描きながら、玄関はここ、ここで上履きを出して靴を履きかえる、手を洗って荷物を棚にしまう、お茶を飲む、バイタルを測る、訓練を始める等々、利用者の動きを私が提供したい一日の活動にてらして考えていった。利用者の動きを考える際の基本は、いかに利用者が自分で設備を使えるようにするかということである。便利すぎても行動の機会を減らすことになる。不便（バリアアリ〜）過ぎても転倒や接触事故が増え、利用者が自分で設備を使いこなす能力の限界を超えてしまう等のリスクが多くなる。

「普通の家を使っています。ご家庭で過ごすのと同じようにリラックスして一日を過ごせます」という小規模通所介護事業所のキャッチフレーズを見ることがままある。へそ曲がりな私は「自宅と同じなら、何もわざわざ外に出て来なくても良いのではないか」と思ってしまう。一方、自宅での生活行為とかけ離れた過ごし方なら、日常生活動作の訓練の機会を失うことにもなる。例えば、外履きのまま一日を過ごすのであれば日本人の暮らし方とは相いれない。靴の着脱の機会を失うことになる。私は自宅での日常生活動作がすべて組み込まれていながら他所様に出かけてきたという感覚を利用者に持ってもらいたいと思った。

こうして作ったのが第4章の図4-1（87ページ）「涼風」の平面図である。東京都の事業指定担当者が検査に来所した時は、十分とは思っていてもドキドキするものである。が、無事指定は通った。

施設の中で使う机や椅子にもこだわった。施設用の椅子やテーブルではなく、できるだけ家庭でも使える家具を置きたかった。椅子は座り心地が良く、材質は木を主体としたもの、毎回水拭きができ清潔を保てるものを選んだ。高さも大事だが、不特定の利用者に合わせるものを用意することはむずかしく、通常の高さ（41㎝）の物にし、利用者によって足台を置いて調節している。

テーブルはその椅子の高さに合わせてできるだけ低い物を選んだ。食事にも作業にもテーブル面がしっかり見下ろせなければ良い作業はできない。それでも背中がまるくなり、座高が低くなる傾向にある利用者のためにはクッションを敷くなどして対応している。

また、利用者1人当たり3㎡以上あると言っても、そんなに広くはない。この空間をいかに広く使い、利用者の動線を長くし、利用者に沢山動いてもらうかを考えた。そこで、折りたたみができる物はできる限りそうしたものを用意した。ビリヤード台、食卓（作業台兼用）テーブル、個人作業用テーブル、ベッドも折りたたんで立てかけられるものを選んだ。活動場面が変わるごとに、折りたたんだり、移動したりしてその場面に合うように設定している。

こうした設備の準備には理想がすべて入れられるわけではない。資金力と相談していかなければならない。知っておいた方が良いのは、施設用に売っている物より世の中で通常売っている物の方が安く、見た目も良いことが多いということである。

家庭生活との橋渡し

在宅を支える「通所介護」にとって、対象者はもちろん利用者だが、その背景にある家族の存在も大切であり、ある意味で対象者の一人と私は思っている。特に、身の回り動作が自宅内でも要介助であり、認知面の低下により、日時や金銭管理で支援が必要な場合はなくてはならない存在である。それは、同居であれ、別居であれ同じである。

通常から、利用者の背景にいる人々（配偶者、子供や孫、ヘルパー、ケアマネなど家庭の中で利用者を支えている人々）へ、利用者の状況を知ってもらう努力をしている。そのひとつとして、様々な場面で写真を撮っており、利用者に提供している。それを家族やケアマネに見せてくれる利用者も多い。1枚の写真を通して、普段は会話が少ない息子との会話が増えたと喜んでくれる利用者もいる。「お楽しみ測定」もそのひとつであり、レーダーグラフを見れば一目瞭然利用者の状態がわかる。また、送迎時に自宅で会う家族とは、一言でも直近の状況について会話を交わすことにしている。

活動の中でできる作品も、家族や友人へのプレゼントになることが多い。絵手紙を描き、別居の家族や友人に贈ることを勧める。調理訓練でできた料理を持ち帰り、夕食の一品にしてもらうことで、利用者のできることが家族に伝わる。利用者が家族にとって介護の対象者ではなく共同生活者になる瞬間である。

契約時にはすべての利用者から緊急連絡先を聞いているが、生活のすべてを自己管理できている利用者については、敢えて親族と連絡を取ることはしない。利用者自身がやればよいことだからである。「通所介護計画書」や「お楽しみ測定結果」を家族にも見てもらってくださいとのお願いはするが、直接連絡を取ることはしない。自己管理がやや困難と思う場合には「連絡ノート」を作って家族と連携している。今年度からは「連携連絡ノート」と題し、その利用者とかかわっているサービス事業者全員で書く1冊のノートを用意し、市内で組織している介護事業者連絡会でもその使用を提案している。「涼風」の利用者については、ノートが必要な場合はすべてこの「連携連絡ノート」にし、関係事業者にも呼びかけている。事業者独自のノートを作っていて、「連携連絡ノート」に参加できない場合は、ノートが入るケースを用意し、その中に事業者独自のノートを一緒に入れてもらっている。お互いのサービス内容や利用者の他サービスでの状況を知りながら、自施設のサービスを提供して初めて、利用者に合った介護サービスができると思っている。

家族との連絡が非常に重要になってくるのは、たとえば、身体的には癌の進行など疾病の状態が非常に悪くなってきた時、認知面では低下の進み具合が生活の不具合に直接影響してくる時である。

疾病の悪化については、利用者本人が家族と必要なコミュニケーションが取れている場合は、それほど出番はないが、家族がその状態を良く認識できない場合は現状を説明し、今後予想される状況の変化や地域の社会資源についての情報を提供する。

利用者の意識はしっかりしており、認知面の低下もない方に「連携連絡ノート」を作ったことがある。癌の進行で在宅医療が開始され、家族が直接の介護に当れない状況にある方だった。「連携連絡ノート」の存在を訪問の医師にも知らせ、使ってもらった。担当医師は訪問するたびに必要な情報を過不足なく記入してくれ、通所した利用者への対応に役立った。その医師も、「涼風」での様子を目安に診療を行ってくれたようである。そのノートを訪問薬剤師や訪問看護師も利用してくれた。もちろん、日中は仕事で不在の家族も利用してくれた。緊急時は、直接その医師や薬剤師と電話で連絡を取ることもあったが、モルヒネを使い始めて、やや朦朧とするときのある利用者を支援する際、利用者に安心して過ごしてもらうためにも、このノートは役に立った。

こんな失敗をしたこともある。

認知症の妻と二人暮らしの男性で、二人のお子さんは月1回程度様子を見に来ていたそうである。足の動きは重く、ゆっくり杖で歩いている要支援1の利用者であったが、妻のことも含め、金銭管理も日時の管理もしっかりできている方だった。ところがある日を境に、言葉が上手く出て来ない時があるようになり、少しずつ体の動きが良くなってきていたにもかかわらず、急にとつとつとした歩き方になったのである。すぐに緊急連絡先になっているお子さんに電話をしてそのことを告げた。ケアマネにも連絡した。私から見れば急を要する状態なのに、なかなかことが運ばないのである。そこで再度電話をし、留守電にその事を伝えた。すると、ケアマネから連絡があった。お子さんからケアマネに、「何度も言われ、留守電にまでいれてもらっても困る」と苦情があったとのこと。顔見知りの家族ならそんなことはなく、私からの連絡に苦情が出ることはなかったろう。父親の状態をあまり把握していない状況の家族の気持ちを、もう少し推し量るべきであったと反省した。その後、家族も含めた担当者会議で顔見知りになり、「連携連絡ノート」で連絡を取り合いながら支援をすることができるようになった。家族もこのノートをよく見るようになり、必要事項を記入してくれるようになった。二人ともが認知面に問題のあるご夫婦にとって、このノートがなかったら在宅を続けることは困難だったと思う。

認知面の低下により予定や金銭、鍵の管理が適切にできなくなると、定期的な通所にも不具合が生じる。高齢者の二人暮らしだと、いざこざが起きることも多い。時折訪れているお子さんにはその状態がよく掴めず、適切な支援をしてもらえないことになる。それればかりではなく、親に余分な説明を繰り返したり、注意したりすることになり、かえって利用者を追い込むことになってしまう。利用者も家族もが認知面の低下をそのまま受け入れ、適切な支援ができるよう、工夫を一緒に考えることが事業者としての役割である。電話で1時間も家族と話し合うこともあるし、メールのやり取りもする。利用者の刻々の変化に対応しつつ、その家族にも伴走する必要があるのである。

来所した利用者にサービスを提供するだけでは仕事にならないのが、介護事業という仕事だと思う。

他事業者との連携

再三記述しているが、利用者を通しての他事業者との連携は、利用者の支援にあたって当然重要なことであり、フォーマルには担当者会議が設定されている。これ自体には報酬はつかないが、ケアマネにとっては担当者会議を招集して初めて報酬が取れる決まりになっているようである。担当者会議にはその利用者にサービスを提供している全事業者（訪問介護、訪問看護、福祉用具、通所事業所など）が招集されるので、その後、必要なら電話連絡をしてもスムーズに連携が取れる。介護保険が始まった頃はあまり開かれてはいなかった担当者会議だが、最近はケアマネにとって必須となったようで、要介護度の更新や変更、サービス事業の変更のたびに開催されるようになった。

この担当者会議や「連携連絡ノート」を使って連携を深める努力をしているが、そこに医師の参加が見られることはほとんどない。他市では医師が入っての担当者会議が行われるのをテレビのニュースや報道番組で見たことはあるが、小金井市ではいまだ誰も言い出さないようである。私は機能訓練事業に参加している時から、開始時の評価や機能訓練計画書を医師に提出していた。利用者の体調に問題があれば、医師に手紙を書いて報告し、意見を求めた。医師からの返事は文章でくることもあったが、そうでない場合は、利用者やその家族に医師の意見を聞いてくるように頼んだ。現在、地域包括ケアシステムの構築のために、しきりに医療と介護の連携が叫ばれており、地域に連携のための仕組みができることは良いことだが、仕組みがあろうとなかろうと、必要な連絡は取れるし、取らなくては自分の仕事もできないと私は思っている。先に述べたように、個々の事例を通して医師にアプローチすれば、必要な連携は十分可能である。

医師との連携と言えば、理学療法や作業療法、言語療法は常に「医師の指示のもとで」という制約がついている。介護保険制度の「機能訓練」でも時々問題となってはいるが、そのつど何となく無視されて通り過ぎている。もちろん通所リハビリや訪問リハビリについては現在も「医師の指示書」が必要である。「老人保健法」下の「機能訓練事業」では「医師の指示書」が必要だったが、「介護保険法下」の「機能訓練」には必要とされていない。昔から思っていることだが、通所介護や通所リハでは、機能訓練をして当たり前なので、「医師の指示書」というのは必要ないのではないかと思う。医師が必要でないということではない。利用者の心身状況をリスクを含めて把握し、予後を見極めてもらうためには医師の存在は重要であり、機能訓練を担うにあたって連携は不可欠である。現在、「涼風」の評価測定結果や通所介護計画書は、初回のみかかりつけ医に提供している。3か月ごとに提供しようと思っていたが、「『へ〜』と言ってわきにおいて見てくれなかった」という利用者からの報告があったからである。初回後は、必要な時にのみ、利用者や家族に渡し、医師に持って行ってもらっている。すべてではないが、参考にしてくれる医師もいるようである。「通所介護」を利用している利用者の全てに「機能訓練」は必要であり、そのためには、「医師の指示書」は必要ないが、必要に応じての具体的連携が大事だと思う。

こうした利用者を通しての連携の他に、小金井市では介護事業者連絡会を組織しており、介護保険法改正に備えたり、共に研修会やシンポジウムを行う中で、お互いの存在を知り、通常業務での連携に備えている。そして、自分の事業だけでなく、国が提唱している地域包括ケアに向けて、地域へ貢献すべく何ができるかを模索している。「涼風」もその連絡会に入会しており、積極的に役員も引き受けている。

行政機関との連携

前述の小金井市介護事業者連絡会には、市の介護福祉課の担当者も参加している。行政は会員ではないが、地域包括支援センターと共に、協力機関として運営委員会を協同して開催している。市は介護保険の保険者であり、事業者にとっては、介護報酬の支払元である。利害が一致しないこともあるが、地域の高齢者やその家族を支え、「住み慣れた地域で住み続けるために」を合言葉に連携している。

私個人は、以前から市の地域支援事業と深くかかわり、市の担当者と一緒に仕事をしてきた経緯もあり、現在も市の介護保険関連事業に携わることがある。

効率の良い事務処理

現代は、作業を効率よくするために、様々なパソコンソフトが出回っている。現場の事務処理を簡単にするためにということで介護ソフトの宣伝パンフレットなども送られてくる。大規模事業所なら、そうしたものも役立つかもしれないが、「涼風」のような小規模事業所ではかえって作業が大変になってしまいそうである。

現場で使う経過記録や業務日誌はできるだけ書くところを少なくし、チェックと少しの記録で済むように作ったものを使っている。測定も「お楽しみ測定」に見られるように、入力すればわかりやすい結果が出るようになっている。通所介護計画書もA4紙1枚の中に、評価内容、目標機能訓練プログラム、禁忌などを過不足なく含めた。そして、職員全員がそれらを書けるようにした。何より、下書きというのをできるだけやめ、できる限り、二重に作業をしないよう心掛けている。

現場の事務作業以外の施設全体の事務処理については、外注したほうが良いものと、事務職がやったほうが良いものとを事務職員と費用を考えながら区分けしている。第9章のスタッフの仕事で述べたとおりである。

公的制度に関する知識の更新

2015年度の改正の概要は今までに述べたとおりであり、4月時点ですぐに改正された報酬体系などの他に、2016年度から小規模通所介護は市区町村が指定する地域密着型になるか、中規模以上の事業所や小規模多機能型施設のサテライト施設になるかを迫られている。また、2017年度までにと市区町村に宿題となっているものもある。それが、日常生活支援総合事業であり、訪問介護事業者と通所介護事業者にとっては死活問題にもなりかねない。小金井市では2016年10月から施行されることになっており、それらに対して「涼風」がどのように事業を展開していくかを考え中である。

また、介護保険制度は3年に1回見直し改正されることになっているが、医療と介護の連携が叫ばれている現在、今後は一緒に改正されるようになるかもしれない。医療保険は2年ごとに改正されるので、もしかすると介護保険改正も2年ごとになるのかもしれない。

こうした知識は、ネットで配信される様々な情報や事業関連新聞、テレビの情報番組などから得ることはできるが、何の噂も情報もない状況で出される改正内容もあることを経験している。

戦後の高齢者福祉施政策や介護保険制度が始まって以来15年間の改正内容は、国の財政負担の軽減策が背景にあったとしても、高齢者の自立を支援し、社会参加を促していこうという姿勢を示しており、それはリハビリテーションが目指すものと重なっている。ひんぱんな改正はこれからも繰り返されていくであろうが、その変化の過程を見落とさないよう、常にアンテナを張り巡らしていくのも地域事業者の重要な仕事である。

おわりに

この本を書くという作業を始めて3年が経とうとしている。自分で書こうと思い立ったことなのに、いつも頭から離れないつらく苦しい年月であったが、私の生きる力となった楽しい作業の3年でもあった。つらく苦しかったのは、ひとえに私の書く能力の乏しさゆえである。それを生きる力とかかえ、楽しみとしてくれたのは、この本を書くことを良しとしてくれた人が周囲にいてくれ、書くこと自体を指導し本へとつなげてくれた人がいたからである。

私がこの本を書くためには、40数年の作業療法士としての仕事の体験があった。そして、その場その場で迫られてやってきた仕事を振り返ると、それなりに作業療法という土台が一貫して流れていたのではないかと思えた。その流れの先に作った小規模通所介護「涼風」での体験を、関係者に少しでも伝えることができたら、何らかの障害ゆえに生活の不自由さをかかえた高齢者の暮らしを少しでも便利に、楽しくすることができるのではないかと思った。

私が本を書くという作業に必要だったのは、書くための体験とその時々の思いの蓄積、書きたいという意欲、書いた方が良いと言ってくれる人や書き方を指導してくれる人、本にする機会を与えてくれる人の存在であった。その全てが整いこの3年間の作業が進んだ。もう少しでこの原稿を書くという作業は終わる。いや、この作業にはきっと続きがある。読んでくれる人がいるかもしれない。その人の力になるかもしれない。高齢障害者が少しでも元気に楽しく過ごせる通所施設が増えるかもしれない。本を通して、新たな交流が生まれるかもしれないなどと期待している。

このように、作業には、作業を実施する以前と、実施する過程、そしてその後という流れがある。それぞれの過程全てを含んで作業というものは成り立っている。その流れの中で、対象者にとって意味のある作業を適切にとらえることで、作業は療法になる可能性を秘めている。

現在、私は手足の痺れや関節の痛み、記憶力の低下など高齢者として当たり前の心身機能の衰えはあるものの、取り立てて日常生活に支障をきたすような障害を抱えているわけではない。日常生活の悩みは多少あったとしても、まずまず気持ちは元気である。従って、本を書くという作業は、作業療法だったわけではない。しかし、作業は障害があってもなくても、人の生きる力を引き出す可能性を持っていることを実感している。ある作業によって元気になったという体験は、私でなくても誰でもが持っているだろう。反面、同じ作業が人を疲れさせ、心身を蝕むことがあることも知っている。作業は相反する力を秘めているのである。

見学者の多くが「「涼風」の利用者さんはみなさん元気ですね。どこが悪いんでしょう。」と言ってくれる。作業療法士や医師など専門家の場合は「実際の介護度より、みなさん生き生きしていて障害が軽く見えますね」と言ってくれる。

私がこの本でお伝えしたかったのは、大勢の患者さん、利用者さんとのかかわりの中から私が学んできた〝作業の力〟であった。またそれをすることによって、地域における作業療法実践のモデルのひとつを提案したいとも考えていた。１９８２年の老人保健法以来めまぐるしく変わってきた医療福祉法制の流れの中で、「涼風」は、作業療法士である私が、高齢障害者の在宅生活を支えようとしてたどりついたひとつの結論である。

ではなぜ「涼風」が「通所介護」の形態をとったか。このことについて最後に触れておきたい。作業療法士は医療職であるのに、なぜ「通所リハビリテーション」の形態をとることができなかったのか、という問題である。

それは一言でいえば、現行法制のもとでは、「通所介護」のほうが、私のやりたいことが実現しやすいから、ということにつきる。

仮に「通所リハ」を名乗るとしよう。その場合の人員基準の第一には、医師の配置が義務付けられている(注1)。つまり、医師1人を専任として雇わなければならない。実はそれだけで人件費はぐんと跳ね上がってしまう。しかもその医師が運転をしたり、掃除をしたり、作業活動を助けた

（注1）通所リハビリテーションを設置するための人員基準は、設置主体によって細かく決められているが、最低、専任の医師1名の配置が義務付けられている。その他利用者10人以下に対し、その提供を行う時間帯を通じて専ら当該指定通所リハビリテーションの提供に当たる理学療法士、作業療法士若しくは言語聴覚士又は看護職員若しくは介護職員の数が1人以上確保されていること、10人を超えると、10人毎に上記職員を1人配置することが決められている。またそれ以外に、利用者１００人毎にリハビリテーションの提供に当たる理学療法士、作業療法士又は言語聴覚士が1人以上確保されていること、となっている。「涼風」は定員10名であるが、「通所リハ」にするためには、医師1人、ＯＴ、ＰＴ、ＳＴのうち1人、その他1人の3人が最低基準となる。「通所介護」であれば、生活相談員1人、介護員1人、機能訓練指導員1人で開業できる。もちろん、そんな人数では運営できないが。（指定居宅サービス等の事業の人員、設備及び運営に関する基準　平成十一年三月三十一日厚生省令第三十七号）

りしてくれるとはとても考えられないから、その分のスタッフを別に増やさなければならない。介護報酬だけでは、それだけの人件費を賄うことはできない。「通所介護」と言うより、「通所リハ」と言ったほうがたぶん聞こえはよいだろうが、そうしない（できない）理由はここにある。

医師の役割は重要である。しかし私が医師に期待するのは、診断や医療管理に関する情報提供であり、いざというとき、求めに応じて診断や治療をしてもらうことである。それさえ保証されれば、機能訓練や介護は自分で判断し、実行することができる。法令用語はわからないが、通所リハの場合も、医師を人員基準枠の外におき、定期または随時にチームに協力してもらえる態勢にすることが望ましいと思う。

現行体制はめまぐるしく変わりつつも、「訪問リハ」と「通所介護」、「通所リハ」と「通所介護」というように、リハと介護を区別する体制を維持してきた。

「訪問リハ」と「訪問介護」については「生活機能向上連携加算」（第3章）という制度が設けられており、ある程度、役割分担の方向性は示されていると思う。

しかし、「通所リハ」と「通所介護」については、提供すべきサービス内容の一つを、それぞれ「リハビリテーション」と「機能訓練」という言葉であらわしており、その目的はどちらも〝活動と社会参加を目指す〟となっている。従って、その内容の違いは今のところ明確ではない。実際、この2つの境界をひくことはむずかしく、地域の人々にもその違いがわからないことが多いと思う。

私は、「通所リハ」と「通所介護」の区別は要らないのではないかと思っている。それは、この30余年、地域で仕事をしてきた者の実感である。

通所施設には一日の暮らしがあり、暮らしは作業の連続である。その人に、その場に、その時に、適切な方法で提供されるなら、作業は人を元気にすることができる。利用者の体験や思いを引き出しつつ、やりたい気持ちに沿った作業の機会と場の提供を、彼らの傍らにいて、これからもずっと続けていきたい。

それが作業療法士に許された仕事だと思う。自分が生きるためにもありがたい仕事であった。作業療法士という職種に出会えたことを日々感謝している。

謝辞

まず、鎌倉矩子先生に、言葉にはつくせない感謝の念をお伝えしたい。

アメリカの大学院に行けなかった私は、鎌倉先生が最後に教授をされていた国際医療福祉大学の東京のサテライト大学院に入学をもくろんだことがある。しかし、それも各種事情で断念した。3年位前、清瀬のリハ学院の同級生に誘われて先生のお宅に伺ったことがある。その頃、本を書きたいと思い始めていた私は、伺った御礼のメールで、「お願いしたいことがある」と書いた。それがこの原稿を書くにあたって、ずうずうしくも「指導をお願いしたい」というものであった。先生は快く引き受けてくれた。それから先生に見ていただく原稿ができるまで2年以上が経過した。思い出したように、「書き続けています。なかなか終わらずすみません。忘れられていないでしょうか」とメールをすると、「忘れていませんよ」とお返事をくれた。何とか完成したのが今年の5月のことである。2年半が経過していた。

先生は編集者も決めてくれていた。株式会社シービーアール社長の三輪敏さんである。第1回編集会議でのこと、鎌倉先生は私の原稿を土台に、再構成された目次を提案してくださった。本当の学生なら、先生はそんなことはされないと思う。何しろ年のいった生徒なので、先を急いでくださったのだろう。私のしてきたこと、私の思いをよりわかりやすく引き出してくれるような目次構成になっていた。原稿があるからそれを再構成すれば良いと思っていた私は、書き始めて大変なことに気がついた。全部書き直さなければならないのだと。先生に提出すると、更に書き直したり加筆したりする必要が出てきた。句読点や〝てにをは〟まで厳しくチェックしてくれた。年老いた生徒を相手に、先生はどんなにか貴重な時間を取られたことだろう。

私は先生に指導を受ける夢を果たすことができ、あろうことか本にまでしてもらうことができた。この年齢になって初めて、私に恩師ができたのである。

これまでの長い年月の間にかかわった患者さん、利用者さん、ご家族などの関係者は、いったいどの位の人数になるのだろう。お役にたてたこともあるが、迷惑をかけたこともあるだろう。そうしたかかわりの中から、知恵や技術を沢山学ぶことができた。そうした方々に励まされて仕事を続けてきたのだと思う。直接御礼は言えないが感謝の意を表したい。

三浦和行さんは、現在、以前の勤務先の社会福祉法人聖ヨハネ会が新設した障害者地域生活支援センターのセンター長に就任されている。桜町高齢者在宅サービスセンターのセンター長だった時、地域リハビリテーションの場へと私の仕事を広げてくれた上司である。三浦さんの存在なくしては、地域全体へと広がる仕事を私はすることができなかったと思う。歴史の流れの中で仕事をすることを私に示し、それを具体的な仕事に活かす場を与え続けてくれたことに感謝している。

その他、共に働いてきた沢山の仕事仲間や行政の方々の存在があって、今まで楽しく働いてくることができたことをありがたく思っている。

「涼風」についてまとめたものを書きたいとは思っていたが、本を書くことには自信がなく、躊躇があった。それを、「書きなよ」とポンと背中を押してくれたのは息子である。「涼風」のあり方を体で理解し、高齢利用者への敬意を払いながらも自然体で利用者と接することができる彼は、涼風の様々な活動の起点にもなっている。娘は介護報酬の請求、職員の給与、経理など事務一切を引き受けながら、手芸やゲームなどの活動にも参加している。管理者でありながら、事務作業やお金の管理にエネルギーを取られずに、活動面に集中し、やりたいようにやれているのは彼女の存在あってのことである。家族経営というのは、企業としては好ましいとは思われないが、仕事としてきちんと線を引いてやるよう努力してきた。事実を知らない利用者は親子であることに気がつかない人も多い。しばらく月日が過ぎてから「あら～お子さんなの」と驚かれることもある。この二人がいて「涼風」を開設できたし、その後も思ったような運営ができている。

そして、優秀な職員さん達。牛田晃子さんはインターネットの募集サイトに応募してくれた人である。「涼風」の方針にぴったりと合い、様々な能力を発揮してくれている。及川陽子さんは前職場で一緒に働いていた人で、その頃から私と気が合って仕事を一緒に働いてきた経緯があり、個人的な事情で前職場を退職し、「涼風」で働いてくれるようになった。私にしては〝棚から牡丹餅〟であった。二人とも、「涼風」の運営になくてはならない職員さんである。それ以外にも現在

4名の職員さんが働いてくれているが、開設時にいて、事情で退職した職員の「一日たりとも、涼風に来るのが嫌だと思った日はありません」の言葉には、かえって感謝をしている。職員さんが楽しく働けてこそ、利用者に良いサービスが提供できるのだと思う。こうした職員さん達に支えられて「涼風」は成り立っているし、この本に記述したような活動ができている。

子供たちを含め、一緒に働いてくれている職員さんの働きがあってこの本を書くことができたことに、心より感謝をしたい。

最後になったが、作業療法関連の論文の一つも書いたことがない私に、出版の機会を与えて下さったのは三輪敏さんである。彼は原稿を読み、編集し、その時々に「これは良いですね～これからの作業療法のモデルになるものですよ」と励ましの言葉をかけて下さった。心から御礼を申し上げたい。

編者プロフィール

石井　晴美（いしい　はるみ）

1946年埼玉県生まれ。1966年明治大学短期大学部経済学科卒業。1972年国立東京病院付属リハビリテーション学院卒業、作業療法士免許取得。1972〜1983年東京都養育院附属病院勤務。1977年日本大学通信教育部法学部政治経済学科卒業。1987〜2006年訪問リハビリテーションに従事（桜町高齢者在宅サービスセンター、小金井あんず苑訪問看護ステーションより）。1988〜1992年福生市健康センター機能訓練従事。1992〜2011年桜町高齢者在宅サービスセンター勤務。2005年〜機能訓練事業修了者のための自主グループ作成、支援。2005年より東京都第三者評価者資格を取得して活動。2008〜2014年地域介護予防普及事業のためのさくら体操作成と普及活動、2009〜2012年東京女子大非常勤講師（「特別支援教育と社会福祉」担当）、2010年より東京都指定通所介護「デイステーション涼風」を立ち上げ、現在に至る。

作業療法が生きる地域リハビリテーションのすすめ
—いのち輝く生活の支援を目指して

2015年12月25日　第1版第1刷©

著　　者　石井　晴美
発 行 人　三輪　敏
発 行 所　株式会社シービーアール
東京都文京区本郷3-32-6　〒113-0033
☎(03)5840-7561（代）Fax(03)3816-5630
E-mail/info@cbr-pub.com
Home-page：http://www.cbr-pub.com
印刷製本　三報社印刷株式会社